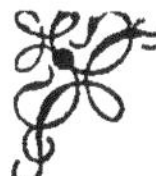

ÉTUDE

SUR

L'INTOXICATION

PURULENTE

COMPRENANT CINQ DISCOURS PRONONCÉS

A L'ACADÉMIE DE MÉDECINE

A L'OCCASION DE LA DISCUSSION SUR CETTE QUESTION PENDANT
LES ANNÉES 1871 ET 1872

PAR

LE DOCTEUR JULES GUÉRIN

MEMBRE DE L'ACADÉMIE

PARIS

G. MASSON, ÉDITEUR, BOULEVARD SAINT-GERMAIN

1879

ÉTUDE

SUR

L'INTOXICATION

PURULENTE

PARIS. — IMPRIMERIE ARNOUS DE RIVIÈRE, RUE RACINE, 26.

ÉTUDE

SUR

L'INTOXICATION

PURULENTE

COMPRENANT CINQ DISCOURS PRONONCÉS
A L'ACADÉMIE DE MÉDECINE

A L'OCCASION DE LA DISCUSSION SUR CETTE QUESTION PENDANT
LES ANNÉES 1871 ET 1872

PAR

LE DOCTEUR JULES GUÉRIN
MEMBRE DE L'ACADÉMIE

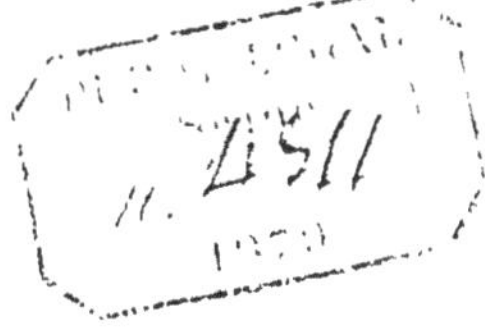

PARIS

G. MASSON, ÉDITEUR, BOULEVARD SAINT-GERMAIN

1879

AVANT-PROPOS

L'étude que nous publions aujourd'hui est la reproduction textuelle des communications que nous avons faites, il y a sept ans, à l'Académie de médecine, à l'occasion de la discussion engagée à cette époque, sur l'*infection purulente* (1).

Quoique inspirée par les circonstances où elle est née, et en vue d'abord de concourir à l'élucidation des questions de physiologie pathologique et de thérapeutique chirurgicale en discussion, cette étude avait un autre but et une autre signification qu'il nous importe de faire ressortir aujourd'hui.

Ceux qui ont donné quelque attention au caractère de nos travaux, savent que nous n'avons jamais séparé, dans l'étude des maladies, le côté médical du côté chirurgical. La médecine et la chirurgie sont une dans leur conception la plus élevée; et, pour changer d'objectif immédiat, pour se servir de moyens spéciaux, elles ne sont complètes, l'une et l'autre, qu'à la condition de s'inspirer des mêmes

(1) *Bulletin de l'Académie de médecine,* 1871, pages 332, 334, 376, 428, 685, 702, 736, 773.

principes, de se prêter un réciproque appui, en un mot de ne constituer qu'une même science, un même art : la science des maladies et l'art de les guérir. Pour moderniser cette opinion qui pourrait, au premier abord, sembler n'être guère que de la monnaie ancienne, nous ajouterons immédiatement qu'au point de vue où nous nous plaçons, la médecine enseigne à la chirurgie à s'effacer de plus en plus devant les notions plus étendues et plus profondes qu'elle lui donne sur l'origine, la marche et les complications des lésions, considérées jusqu'ici comme constituant son domaine propre. En d'autres termes il faut que la chirurgie ne soit plus désormais que l'instrument de la médecine ; qu'elle s'incorpore tellement dans cette dernière, qu'elle n'en soit plus que la pensée opérante. Mais pour légitimer cette prétention, il faut que la médecine, s'emparant à son tour du domaine pathologique de la chirurgie, s'inspire du caractère positif des faits qu'elle s'annexera, et qu'elle lui rende en notions plus générales et plus profondes sur l'étiologie des maladies, sur la pathogénie des lésions, ce qu'elle en aura reçu en éléments d'observation plus directe.

Telle a été notre pensée principale lorsque nous avons pris comme objet d'étude : *l'étiologie médico-chirurgicale de l'intoxication purulente.*

Mais, comme nous l'avons dit plus haut, notre intervention dans la discussion de 1871 avait, d'abord, un objet plus direct, plus immédiat. Nous avions devant nous l'élite de la chirurgie contemporaine, mais d'une chirurgie plus agissante que pensante ; force nous a été d'aborder avec elle les problèmes de la pratique usuelle ; et nous nous y sommes d'autant plus aisément laissé entraîner, que nous étions conduit de cette façon à nous servir des données fournies par notre propre pratique, c'est-à-dire par la *méthode sous-cutanée* et *l'occlusion pneumatique*. Or, ces deux méthodes, dont on commence à peine à reconnaître la fécondité et l'efficacité, viennent de reprendre leur place dans la discussion actuellement ouverte à l'Académie sur le *pansement des plaies*.

Ce que nous avions vu et fait en 1871, était en quelque façon la préface de ce que nous devions dire et faire en 1878. Nous n'avons pas hésité à le déclarer dès notre première communication. Pour justifier ce rapprochement, ou plutôt pour effacer la solution de continuité produite par les sept années qui ont séparé les deux discussions, nous croyons ne pouvoir faire mieux que reproduire intégralement et textuellement nos communications de 1871. Elles répondront au double but que nous nous sommes proposé : l'étude étiologique et méthodique de l'intoxication purulente, et les applications pratiques de la méthode sous-cutanée et de l'occlusion pneumatique, comme moyens de prévenir et de combattre les effets de cette intoxication.

L'étude de l'intoxication purulente, obscurcie jusqu'alors autant par la diversité des appellations que par l'incertitude des doctrines, était restée dans le domaine de l'observation clinique, c'est-à-dire des faits contingens, obscurs, complexes, et incessamment variables, comme les indivuadilités qui les produisent, et les circonstances où ils se produisent. Or, quelque sévérité de méthode et d'esprit qu'on apporte dans l'interprétation des faits cliniques, on est aisément détourné de leur signification générale, par la multiplicité des complications qui viennent traverser leur évolution. Qu'arrive-t-il alors ? c'est que l'induction suggérée par tel ou tel fait clinique ne trouve presque jamais, dans l'observation ultérieure, de fait assez semblable pour lui servir de confirmation et de contrôle. Cette double impossibilité a été fort longtemps la ressource principale et le refuge de toutes les théories fantaisistes. Aujourd'hui encore, ceux qui se renferment dans l'expérience clinique, continuent à y trouver toutes les raisons possibles de n'en pas sortir, et de fermer les yeux aux démonstrations de méthodes plus directes et plus démonstratives.

En tête de ces méthodes, il serait injuste de ne pas compter l'expérimentation physiologique. Nul autre moyen ne s'était offert jusqu'ici, pour abréger l'opération conseillée par Bacon : « *de ne conclure qu'après l'examen de tous les faits* » ; c'est-à-dire de ne jamais conclure. Or, cette méthode, exagérée par les uns, dépréciée par les autres — mais dont le but est au moins parfaitement indiqué — est venue au secours de l'induction clinique, dans la détermination du mécanisme et de la nature de l'infection purulente. C'est à l'expérimentation physiologique, en effet, qu'on doit les premières confirmations certaines de cette induction ; et, sans les expériences de Gaspard et Magendie — lesquelles ont été tant de fois rappelées et confirmées — on en serait encore aux propositions souvent contredites et pourtant si fondées des Boerrhave, des Vanswieten, des Morgagni et de tant d'autres après eux.

Mais l'expérimention sur les animaux, indépendamment

du caractère trop absolu et trop partial qu'on lui reproche, n'a pu, dans la question si difficile et si complexe de l'infection purulente, reproduire qu'un très-petit nombre des cas particuliers qu'elle comprend. De là le reproche d'insuffisance, qu'on a été d'autant plus autorisé à lui adresser, qu'elle n'a pas tardé à en mériter un plus fondé encore : celui de conclure arbitrairement et systématiquement d'un petit nombre de faits provoqués chez les animaux, à l'ensemble des faits spontanés chez l'homme.

Telle était la situation de la question de l'intoxication purulente, lorsqu'elle est venue devant l'Académie, et lorsque nous avons pris part à la discussion. Cette situation, plus accentuée encore par l'intervention ultérieure d'un adversaire décidé de l'expérimentation, s'est résolue en un véritable duel entre cette méthode et l'observation clinique. Un tel antagoniste était peu propre à répandre beaucoup de lumière sur les obscurités du débat. Il fallait donc se tourner d'un autre côté et chercher le moyen de concilier les deux méthodes opposées. C'est ce que nous avons entrepris de faire, en appliquant à la question de l'infection purulente la méthode qui nous avait servi dans tous nos travaux : *la méthode étiologique.*

C'est en effet à l'aide de la méthode étiologique que nous sommes parvenus dès longtemps à jeter quelque lumière dans le chaos des affections d'où procède l'immense et inextricable assemblage des difformités du corps humain : la *rétraction musculaire*, le *rachitisme*, les *artralgies*, la *tuberculose*, le *traumatisme ;* puis le *choléra*, la *fièvre puerpérale*, la *morve*, etc., etc. Appliquer à l'étude de l'intoxication purulente l'instrument qui nous avait précédemment rendu tant de services, tel a donc été le but le plus élevé de cette étude.

Notre point de départ a d'abord été l'induction des grands cliniciens et la vérification expérimentale des physiologistes. Pour les premiers comme pour les seconds, le pus altéré est un poison. Ce poison, entrant dans l'économie est une cause qui y détermine des accidents que nous avons caractérisés par le mot d'*intoxication* : d'où l'*intoxication purulente*. Ramenée à ces termes, l'étude de l'intoxication purulente est la détermination d'une cause : dans son origine, dans la succession de ses effets, dans ses diverses associations et transformations, en un mot dans toutes les modalités de son évolution : celle-ci incessamment soumise aux instabilités de l'organisme vivant et du milieu où il fonctionne.

Le seul énoncé qui précède, pour quiconque en apprécie la généralité, montre que la méthode étiologique prévoit et embrasse d'un seul coup tous les cas particuliers de l'observation clinique, et pourvoit immédiatement à toutes les insuffisances de l'expérimentation physiologique : non pas en laissant les faits de la première se heurter pêle-mêle les uns contre les autres, comme des éléments irréconciliables et en apparence opposés, mais en les enchaînant, en les coordonnant; non pas en déclinant la compétence de la seconde, parce que ses résultats ne sont jamais que des cas particuliers et pour ainsi dire des accidents de la causalité, mais en considérant ces résultats comme des effets multiples et variés, à classer, lesquels deviennent des traits de lumière, qu'il faut diriger successivement sur les diverses phases de la cause générale des phénomènes à reproduire. Ainsi considérées, l'observation clinique et l'expérimention physiologique cessent d'être des méthodes contradictoires. Insuffisantes à elles seules pour assurer la détermination du mécanisme de l'intoxication purulente , elles deviennent les utiles auxiliaires de la méthode étiologique qui réunit, classe et coordonne les produits éparpillés de l'une, et complète les insuffisances de l'autre. Quelques mots légitimeront cette double prétention.

Pour avoir une idée exacte de ce qu'étaient la science et l'art, au point de vue clinique, à l'ouverture de la discussion de l'Académie, il suffit de rappeler les incertitudes dans lesquelles science et art étaient plongés : incertitudes explicitement déclarées par les hommes les plus autorisés de la compagnie.

Au début de la discussion, le membre qui l'avait provoquée incidemment proposait la théorie de l'infection miasmatique. « Depuis trente ans, disait-il, chacun va devant soi, à l'aventure, en fait de doctrines; » et il ajoutait : « Je supplie mes collègues de dire ce qu'ils pensent de la nature de l'infection purulente. » Sans attendre la réponse qu'il demandait, le même membre déclarait que « la résorption du pus, qui trouva en 1823 et quelques années plus tard, des défenseurs ardents et habiles, est aujourd'hui à peu près abandonnée; » et plus loin : « la possibilité de cette « absorption étant niée par les physiologistes les plus « compétentents, *il n'y a pas lieu de discuter* plus longue- « ment cette théorie (1). »

---

(1) *Bulletin de l'Académie,* 1869, p. 347, 348 et 349.

12

Une réponse plus explicite encore à cette provocation ne s'est pas fait attendre. C'est d'abord M. Broca, qui dit : « Je suis convaincu, aussi, qu'il y a plusieurs sortes d'infections purulentes, et qu'il y a des cas dans lesquels les symptômes sont moins graves que dans d'autres, et où il y a chance de guérison. » Quels sont ces cas, quels sont leurs symptômes : notre savant collègue n'en a rien dit. Puis est venu un autre membre pour qui « toutes les théories, « qu'elles soient fondées sur l'observation ou sur les « expériences, ayant été battues en brèche par d'autres « observations ou d'autres expériences, on en était arrivé « de guerre lasse, il y a quelques années, à exposer sim- « plement le tableau des lésions anatomiques et des « symptômes ; on en était arrivé, dis-je, à faire de la « nosographie, sans se préoccuper davantage de la défini- « tion et de la doctrine pathogénique. » Enfin, le même académicien ajoutait : « Je vous ai dit que je n'accep- « tais aucune des théories classiques, ni aucun des termes « qui les représentent (1). »

Telle était donc, à l'origine du débat, l'état des esprits à l'endroit du problème scientifique de la résorption purulente. Pour le problème pratique, l'incertitude et l'obscurité étaient encore plus grandes. La discussion venait d'être ouverte par la communication d'un cas de guérison d'infection purulente par le sulfate de quinine. Néanmoins, aux yeux de l'auteur, la curabilité de cet état morbide était toujours en question. Et en effet, pour bon nombre de praticiens, la résorption purulente était restée absolument

---

(1) *Bulletin de l'Académie*, 1869, p. 361 et suiv.

incurable ; pour un plus petit nombre, il pouvait y avoir quelques cas de guérison, mais si rares et si incertains qu'il fallait y regarder de plus près, et s'assurer qu'il s'agît bien d'infection purulente et pas d'autre chose. « Bien que « les cas d'infection purulente, disait un second interlocu- « teur, se comptent par milliers, c'est à grand peine qu'on « réunirait, en fouillant les archives de la science, une « vingtaine de guérisons authentiques. » Il y avait donc des cas d'infection purulente curables, et des cas plus nom- breux qui ne l'étaient pas : quels étaient ces cas? quelle en était la proportion? quels rapports avaient-ils entre eux ? C'est ce que personne ne savait, et ce que personne n'avait jusque-là cherché à savoir. D'une question scientifique, on faisait à peine une qustion numérique, et ce, pour aboutir à des résultats purement contradictoires.

Après deux années de réflexions, c'est-à-dire lors de la reprise de la discussion interrompue (la discussion fut interrompue pendant deux ans par la guerre d'abord, puis par une discussion sur la vaccine animale), les opi- nions n'avaient pas changé : l'incertitude était la même. Autant d'orateurs, autant d'opinions. Si bien qu'au moment où nous sommes intervenu on pouvait considérer les choses à peu près au point où elles étaient à l'origine du débat. Nous dirons plus, un de nos collègues dont le talent n'a eu que le tort de se tromper de tribune, M. Chauffard, a fait servir le prestige de sa brillante pa- role à ressusciter les plus anciennes doctrines, nous allions dire les plus vieilles, si l'habile orateur n'avait pris soin de déguiser leur vétusté sous les artifices les plus séduisants des doctrines nouvelles. Pour notre savant collègue la

fièvre de suppuration était une sorte de préparation intelligente et bienfaisante de la nature à l'accomplissement de
l'œuvre réparatrice des plaies. Quel malheur pour cette
pathologie providentielle que la méthode sous-cutanée fût
née ! A quelle inutilité et à quelle oisiveté n'a-t-elle pas
condamné cette fièvre si prévoyante et si bienfaisante.
C'est sans doute en vue de ménager ses regrets, que son
éloquent avocat s'est gardé de rappeler que, dans le travail de la cicatrisation de plaies, la méthode sous-cutanée
a supprimé l'inflammation suppurative pour la remplacer
par l'organisation immédiate, et qu'elle continue tous les
jours à réduire le nombre de cas où la fièvre traumatique
avait coutume de manifester ses bienfaits. Nous avons
pratiqué, depuis quarante ans, des milliers d'opérations
sous-cutanées, on en a fait dans toute l'Europe des cen-
taines de mille : le tout au détriment des services de la
fièvre traumatique dont la fonction n'est plus pour les
opérations de ce genre qu'une véritable sinécure.

C'est donc pour celà qu'en 1871 M. Chauffard voulant
poser les assises d'une nouvelle doctrine, s'est servi, en
les modernisant, des ruines dont la chirurgie sous-cutanée avait jonché et encombré les avenues de l'art an-
tique.

Mais ces tentatives ont au moins le mérite de montrer
que l'observation clinique et l'expérimentation physiologique étaient insuffisantes à elles seules pour briser la
hampe de ce nouveau drapeau blanc de la chirurgie. La
métaphore n'est pas aussi osée qu'on pourrait le croire, et
le vitalisme suranné des doctrines antiques, n'est pas plus
tolérant à l'endroit de l'esprit positif moderne, que le fé-

tichisme monarchique ne l'était à l'endroit des idées qui menacent d'effacer son dernier prestige.

Cependant tout le progrès de la médecine et de la chirurgie doit, comme celui de la physiologie, consister désormais à rompre cette barrière factice qu'on avait élevée chez l'homme vivant, entre l'action des causes adventives et la spontanéité de l'organisme. C'est, dans le cas qui nous occupe, le but que nous nous sommes proposé, en considérant l'intoxication purulente dans ses rapports directs et immédiats, d'une part avec les causes mécaniques, chimiques et organiques qui la produisent, et d'autre part avec les résultats mécaniques, chimiques et organiques qu'elle détermine. Cette double considération n'exclut pas, nous le déclarons, celle de l'intervention du système vivant au sein duquel les deux ordres d'opérations s'exécutent. Mais la réserve qui est faite au profit de ce système ne l'est que dans la limite tracée par l'observation. Cette limite cesse donc d'être une barrière infranchissable aux conquêtes de la causalité réelle, de la causalité expérimentale. Or, en quoi cette causalité peut-elle, dans le cas qui nous occupe, concilier tout à la fois, l'observation clinique, l'expérimentation physiologique et la spontanéité du système vivant. Là est toute la difficulté, et là est la solution du problème.

Lorsque nous avons présenté en 1835, au concours pour le grand prix de chirurgie, nos recherches sur les difformités du système osseux, nous avons pris pour épigraphe : « *La science des difformités, placée par la nature de* « *ses faits entre la physique et la médecine, est destinée à* « *nouer ces deux sciences à l'aide de la méthode expérimen-*

« *tale.* » Nous y signalions le but le plus élevé de nos travaux ultérieurs. Nous avons poursuivi, pendant plus de quarante ans, ce but, par la démonstration et l'application incessante de l'idée qui le contenait. Aux yeux de beaucoup de personnes, cette idée n'était vraie que pour l'ordre de faits qui nous l'avaient suggérée; et elle n'était applicable qu'à cet ordre de faits. L'action des causes physiques sur le squelette pouvait seule se dégager des obscurités et des complications du système vivant, et être ramenée aux lois de la mécanique générale; l'extériorité et la matérialité du conflit lui assuraient aisément ce privilége.

Mais ce privilége ne pouvait être étendu, disait-on, aux conflits plus délicats, plus compliqués et plus profonds de la causalité pathologique aux prises avec la trame vivante des autres organes. Pourquoi cette fin de non-recevoir. Uniquement parce que, dans un cas on voit ce qui se passe et que dans l'autre on ne le voit pas. La permanence et la fixité d'une déviation se montrent à chaque instant comme les effets permanents de la cause qui les produit, et comme l'action d'une cause purement mécanique. La *rétraction musculaire* par exemple, peut se mesurer, peut se calculer comme on mesurerait, comme on calculerait l'action d'une force capable de fléchir une tige résistante. Or, en suivant, pas à pas, jusque dans les ténèbres les plus épaisses de l'organisme vivant, l'induction à tirer de cet exemple, n'est on pas fondé à s'en servir comme d'un flambeau capable d'éclairer les sentiers non encore découverts de ce mystérieux domaine. C'est du moins ce que nous n'avons cessé de faire jusqu'ici, et ce qu'une foule d'autres esprits avaient essayé de fairé avant nous, mais avec une idée

moins claire peut-être du but que nous nous sommes
proposé. Ce but en effet n'est pas seulement de pour-
suivre, dans l'étude des troubles de l'organisme vivant,
les rapports qui existent entre les causes extérieures des
maladies et les altérations organiques et fonctionnelles
qu'elles font naître, mais de montrer l'intervention incessante du système vivant, comme dominateur, régulateur,
modificateur de ces altérations, lequel reste ainsi la base
solide et principale des appréciations nosologiques et des
résolutions thérapeutiques.

Il ne s'agit donc plus, dans la doctrine que nous cher-
chons à faire prévaloir, de considérer les maladies et en
particulier les accidents causés par l'intoxication purulente,
comme une collection d'effets résultant, au point de vue de
l'idée organique, d'une cause une et absolue, ou au point
de vue de l'idée vitaliste, comme le témoignage d'une
cause prévoyante et invariable tendant incessamment à la
conservation et au rétablissement du type normal; il s'agit
au contraire, suivant notre système étiologique, de comprendre autour d'une cause principale, tous les éléments
d'une causalité relative et contingente fournis tour à tour
par les réactions incessantes du système vivant, et les instabilités toujours nouvelles et toujours variables, du milieu
ambiant.

Comme applications immédiates de ces principes, nous
avons cherché d'abord une appellation capable de comprendre tous les cas, tous les degrés, toutes les variétés
d'infection purulente, et nous les avons tous réunis sous le
titre générique d'*intoxication purulente*.

Par ordre de succession et de complication sont venues :

Les *intoxications purulentes simples aiguës ;*
Les *intoxications purulentes composées aiguës ;*
Les *intoxications chroniques simples ;*
Les *intoxications chroniques composées.*

Chacun de ces groupes comprend une série d'individualités morbides procédant du facteur général, et commun à chacune d'elles, mais il formule en même temps les activités causales secondaires fournies, d'une part, par les différentes modalités de la cause principale : acuité, chronicité, simplicité, complexité, et, d'autre part, par les éléments de causalité accidentelle ou intermittente ajoutés par le malade lui-même : âge, tempérament, maladies antérieures, et par l'extériorité : air, température, saison, en un mot le milieu ambiant.

On n'a aucune raison de le méconnaître, cette formule et tout ce qui la précède est susceptible d'éloigner les esprits indifférents ou ceux qui sont peu disposés à braver les obscurités apparentes d'une abstraction. Mais peut être en rencontrera-t-elle qui consentiront à s'y arrêter avec le seul désir de la comprendre : ceux-là y trouveront non-seulement un principe de coordination et de systématisation des faits restés jusqu'ici disséminés, sans liaison et arbitrairement séparés ; ils y trouveront en outre la clef des énigmes dont abondent tous les travaux que nous avons publiés depuis le commencement de notre carrière.

Après ces considérations un peu spéculatives, d'autres points de vue d'une utilité plus immédiate s'adressent à ceux qui s'intéressent surtout au côté pratique des questions.

Une étude nouvelle de la pyogénie considérée dans son

origine, dans son mécanisme normal et anormal; une nouvelle différenciation du pus d'avec le sang; la recherche des causes et des caractères du pus *physiologique* et du pus *pathologique*, sont autant de questions que nous avons abordées, si ce n'est résolues.

Au point de vue de l'évolution de l'intoxication purulente, nous croyons avoir mis en lumière un fait inaperçu jusqu'alors, à savoir : que l'infection purulente ne se réalise pas d'emblée; mais que, comme la plupart des maladies virulentes, elle prélude au travail d'intoxication générale par une période d'incubation, et que cette période se manifeste par une série de symptômes en rapport avec le mode et le degré d'action du poison. Ce que nous avions fait pour le choléra, et pour beaucoup d'autres maladies, nous l'avons répété pour l'intoxication purulente; et, de même que nous avons assigné à l'empoisonnement cholérique une période prodromique, inaperçue jusque-là, de même nous avons assigné à l'intoxication purulente une sorte de période prémonitoire, non moins caractérisée que celle du choléra, et susceptible, comme cette dernière, de céder à un traitement approprié. Cette double proposition a été l'objet de développements sur lesquels nous appelons toute l'attention du lecteur.

Une autre conséquence du même fait, c'est que, de même que dans le choléra, l'évolution de l'infection purulente s'arrête parfois à ses premiers degrés en revêtant les apparences les plus diverses; de même la *forme ébauchée* de cette intoxication, peut, dans des milieux infectés, se généraliser sur un grand nombre de sujets, même chez ceux qui ne sont pas atteints de plaies suppurantes. A la lumière de ce fait, le diagnostic et le traitement de ces formes ébauchées de la maladie ne risque pas de se fourvoyer, de se perdre en tâtonnements dont on peut se dispenser d'indiquer les conséquences. Mais pour tirer de cette observation tout le parti possible, il ne faut pas s'attendre à retrouver comme je l'ai dit, dans les formes ébauchées de l'intoxication purulente, un amoindrissement seulemeut des symptômes de l'intoxication type : frisson, céphalalgie, vomissements, etc. A la place de ces symptômes caractéristiques d'une sorte d'accès foudroyant, il n'y a souvent que des manifestations vagues, un peu de céphalalgie, de l'anorexie, des sueurs, de la toux, de la diarrhée; et, chez les sujets atteints de blessures, l'érysipèle dont on se plait à faire une individualité séparée, contagieuse, alors qu'elle n'est qu'une variété d'ébauche de l'infection purulente. Tous ces états, traités à temps par les évacuants, les antipériodiques et les toniques guérissent avec la plus grande facilité.

Ce qui nous paraît avoir plus d'importance encore que ce qui précède, c'est la prophylasie de l'infection purulente. Reconnaître le mal à une période où il passait inaperçu et le guérir dans ses premières manifestations est certainement un premier service que personne ne méconnaîtra : mais ce qui nous paraît plus précieux encore, c'est d'empêcher le mal de se développer. On trouvera dans ce travail toutes les indications nécessaires à cet égard. La méthode de l'*occlusion pneumatique* et toutes les méthodes qui procèdent de la *méthode sous-cutanée*, ont précisément pour privilége de prévenir l'infection purulente, en prévenant la suppuration. Ce n'est point là une vaine promesse, une espérance théorique : ce sont les résultats d'une expérience que nous aurons ultérieurement à faire connaître dans leurs nombreuses applications. Qu'on nous permette, en attendant cette démonstration définitive, de reproduire les lignes qui suivent, empruntées à un document de la plus haute importance : au rapport de M. le Dr Gordon inspecteur général du service de santé d'Angleterre, lequel avait été envoyé à Paris par son gouvernement pendant le siége. Or, voici comment notre éminent confrère s'exprime dans son rapport :

« Parmi les méthodes du second genre nous citerons
« l'*occlusion pneumatique* de M. Jules Guérin. L'auteur de
« cette méthode ayant observé la rapidité avec laquelle la
« réunion se fait dans la chirurgie orthopédique (sous-
« cutanée) fut conduit à traiter les plaies communiquant
« avec l'extérieur par l'exclusion de l'air ; il imagina donc
« un appareil pneumatique pour arriver à ce résultat, et
« par suite empêcher la suppuration de se produire. Cet
« appareil se compose de manchons de caoutchouc, de
« pompes et de réservoirs de vide trop compliqués pour
« être décrits ici. Mais comme une description détaillée
« de cet appareil faite par M. J. Guérin, lui-même, a été
« envoyée à Nesley, tous les détails qui s'y rapportent
« seront, sans aucun doute, mis en lumière par quelques-
« uns des éminents professeurs de cet établissement.
« Des lésions de tout genre et de toute espèce de gravité,
« intéressant les membres, même les plaies *pénétrantes*
« *des grandes articulations* ont été traitées par cette mé-
« thode et avec une proportion considérable de succès.
« Mais le fait le plus important, et que je dois consigner

« ici, c'est que les blessés traités de cette manière par
« l'exclusion de l'air échappaient à la pyohémie, bien que
« ce genre de complication régnât dans une large mesure
« parmi les blessés soignés par les méthodes ordinaires
« dans le même établissement (1). »

Nous nous arrêtons à ce jugement d'une compétence
aussi impartiale qu'éclairée. Nous nous occuperons plus
tard d'en légitimer les termes en publiant, avec tous les
détails qu'ils comportent, les faits cliniques dont l'éminent représentant de la chirurgie anglaise s'est inspiré.

POST SCRIPTUM.

En réimprimant les cinq discours qui suivent et qui ont été
prononcés il y a sept ans, nous avons cru devoir n'y apporter
aucun changement. Ils auraient pu recevoir d'utiles et nouveaux
développements ; nous préférons les reproduire tels qu'ils ont été
prononcés. Ils marquent une date dans l'histoire des opinions sur
la matière et un point de départ aux progrès qui ont pu être
ajoutés à ce que l'on savait à cette époque. Qu'il nous soit permis
de dire, cependant, que si le sujet a été enrichi de nouvelles et
importantes recherches nous maintenons nos observations antérieures et les pratiques que nous en avions déduites dès longtemps.

Paris, 15 avril 1879.

------

(1) *Le siége de Paris*, au point de vue de l'hygiène et de la chirurgie ; par
l'inspecteur général Dr Gordon. Traduit de l'anglais par M. Gaston Decaine.
Paris, J.-B. Baillière et fils, 1871. — *British Medical Journal*, 6 septembre 1871.

ÉTUDE

SUR

L'INTOXICATION PURULENTE

PREMIÈRE PARTIE

PHYSIOLOGIE DE LA SUPPURATION

L'Académie a été sans doute frappée, comme moi, de ce résultat de la discussion sur l'infection purulente, que tous ceux de nos collègues qui y ont pris part sont à peu près tous restés en désaccord à l'endroit des points controversés. Il y a plus, c'est que quelques-uns d'entre eux ont varié dans le cours de la discussion : si bien que, vis-à-vis d'eux-mêmes, ils ne se sont guère montrés plus convaincus que vis-à-vis de leurs contradicteurs. Un tel résultat, qu'on ne saurait mettre sur le compte d'un défaut de savoir ou de talent, témoigne au plus haut degré de la difficulté du sujet et de l'extrême complexité des questions qui s'y rapportent.

Quoique arrivant un des derniers à prendre part à la discussion, je puis donc la considérer comme loin d'être épuisée ; j'ai l'espoir, au contraire, que quelques faits nouveaux, quelques vues nouvelles, et surtout des convictions mieux arrêtées, parviendront à dissiper quelques incertitudes et à circonscrire le débat dans un cercle de questions plus immédiatement solubles.

§ I. — Formule étiologique de la pyogénie.

Mon point de départ est aussi net que précis. En possession, depuis 1839 (1), du fait expérimentalement démontré de l'organisation immédiate des plaies pratiquées à l'abri du contact de l'air et maintenues à l'abri de ce contact, et du même fait, incessamment confirmé par la pratique de la méthode qui en a été la conséquence, j'ai pu vérifier et compléter la notion des conditions qui préviennent ou provoquent le phénomène de la suppuration des plaies, ou qui le font varier, soit dans ses degrés, soit dans ses modes, soit enfin dans les diverses complications dont il est susceptible.

En conséquence de ce premier point de vue, il s'agit de déterminer d'abord, comme base fondamentale de la discussion à laquelle je vais me livrer, quelles sont les conditions étiologiques, quels sont les facteurs physiologiques du phénomène de la suppuration des plaies considéré dans toute l'étendue de son évolution; car je ne saurais trop insister sur cette vérité, à savoir, que c'est de la notion de ces facteurs et des modifications qu'ils peuvent subir, que doit ressortir la notion du phénomène absolu de la suppuration et des diverses modifications dont ce phénomène est susceptible.

Or les conditions ou facteurs de la suppuration des plaies doivent être recherchés dans les conditions de la plaie exposée et dans les différents éléments qui la composent et s'y rapportent.

Ces conditions sont : qu'elles soient soumises au contact de l'air ou subissent des impressions équivalentes de la part de substances que j'ai désignées dès longtemps sous le nom de

---

(1) Mémoire sur les plaies sous-cutanées, lu à l'Académie des sciences le 8 juillet 1839. — Essai sur la méthode sous-cutanée. In-8°. Paris, 1841. — Exposé de la méthode sous-cutanée, lu à l'Académie de médecine le 17 février 1857, Gaz. méd. 1857, page 116.

substances antipathiques (1). Ce premier ordre de facteurs ou causes appartient à la catégorie des causes *éloignées;* ils se résolvent immédiatement dans un second ordre de facteurs appartenant, au contraire, à la catégorie des causes *prochaines;* telles sont : 1° une modification de là sensibilité et de la motilité des extrémités nerveuses et vasculaires épanouies à la surface de la plaie ; 2° une modification chimique des liquides qui sourdent à cette surface et une modification de cette surface elle-même dans sa partie la plus superficielle; 3° enfin l'action de la pression atmosphérique s'exerçant directement sur l'aire des vaisseaux qui limitent les surfaces de section ; c'est-à-dire, en résumé, *action organique, action chimique et action mécanique de l'air.*

Telle est la formule sommaire des éléments dans lesquels il faut chercher les facteurs étiologiques locaux de la pyogénie des plaies. Quoique cette formule soit exprimée dès longtemps dans mes écrits, il ne me paraît pas superflu de résumer ici les principaux développements à l'aide desquels je les rattacherai directement au phénomène de la purulence.

J'insisterai d'abord sur le caractère purement expérimental de l'action pyogénique de l'air. Cette action, niée ou au moins méconnue dans son caractère absolu (2), à l'époque où je l'ai établie

---

(1) Essai d'une généralisation de la méthode sous-cutanée, mémoire lu à l'Académie des sciences les 29 janvier et 6 mars 1856, pages 21 et suivantes.

(2) Le passage suivant, emprunté à la Médecine opératoire de M. Velpeau, édit. 1839, montrera de la manière la plus précise quelle était à cette époque l'opinion la plus générale sur l'action de l'air.

« Beaucoup de chirurgiens des siècles passés étaient convaincus qu'on ne « doit exposer les plaies à l'action de l'air extérieur que le moins possible ; « aussi recommandent-ils de s'entourer avec le malade dans les rideaux du « lit ; de préparer avec soin d'avance toutes les pièces, tous les objets dont on « peut avoir besoin, et, si la plaie offre une grande surface, d'en recouvrir « successivement les différentes parties par le pansement nouveau, à mesure « qu'on les débarrasse de l'ancien ; quelques-uns même allaient jusqu'à conseiller « de tenir différents réchauds ou quelque autre moyen propagateur du « calorique autour du blessé, afin de le mettre en garde contre toute espèce

expérimentalement, n'a jamais, malgré tous mes efforts, été comprise dans son véritable sens : c'est l'action d'une cause éloignée, c'est-à-dire n'agissant qu'au moyen d'intermédiaires, et pouvant par conséquent être suspendue ou suppléée par d'autres causes éloignées du même caractère.

Ainsi il n'est pas vrai, comme on me l'a fait dire avec une insis-

---

« de refroidissement, et de n'avoir à redouter aucun changement de tempéra-
« ture pendant toute la durée du pansement. L'action de l'air leur paraissait
« dangereuse, et à cause des qualités irritantes qu'on attribuait à ce gaz, et à
« cause des émanations dont il peut être le véhicule. Ce n'est pas sans sur-
« prise que j'ai vu *ces vieilles erreurs* reproduites de nos jours et protégées
« par le nom de Dupuytren. L'air atmosphérique est si loin de nuire par son
« contact momentané avec les surfaces traumatiques, que plusieurs chirur-
« giens se demandent encore si les blessures ne guériraient pas mieux à l'air
« libre qu'à l'aide des pansements les plus méthodiques effectués. » (NOUVEAUX ÉLÉMENTS DE MÉDECINE OPÉRATOIRE, 1839, t. 1, p. 282.)

Voilà comment M. Velpeau envisageait l'action de l'air sur les plaies en 1839.

Plus tard, en 1843, Malgaigne faisait part à l'Académie que des plaies sous-cutanées dans lesquelles il avait insufflé l'air de ses poumons n'avaient par suppuré. L'auteur en coucluait que le contact passager de l'air n'était pour rien dans l'acte de la suppuration. Outre que de l'air expiré n'est pas de l'air, mais, en grande partie, de l'acide carbonique, je citai un grand nombre de passages de mes ecrits où j'avais exprimé très-explicitement que la condition de la suppuration était, non pas une impression passagère de l'air, mais le contact permanent de ce fluide. (BULL. DE l'ACADÉMIE DE MÉD., 1843, p. 718 et 723, et GAZ. MÉD., 1843, p. 181 et suiv.)

Les opinions de Velpeau et de Malgaigne sur l'innocuité de l'air étaient, à cette époque, tout à fait conformes à celles d'une foule de chirurgiens du plus grand renom : tels étaient Hunter, Physick, Astley, Cooper, Boyer et Dupuytren. (GAZETTE MÉD., 1867, p. 237.)

A ces citations j'en ajouterai une dernière, la plus importante. Dans une discussion approfondie qui eut lieu à l'Académie de médecine sur les prétendus droits de priorité des chirurgiens allemands à l'invention de la méthode sous-cutanée, il fut établi, d'après le docteur Hannemann, auteur d'une histoire de la méthode, qu'en aucun endroit de leurs écrits, Stromeyer et Dieffenbach, auxquels on avait voulu attribuer une part quelconque dans l'établissement de la méthode, n'ont dit mot de l'influence de l'air sur les plaies, c'est-à-dire de la cause qui fait que la méthode existe ou n'existe pas. LETTRE DU DOCTEUR SCHNEPF A L'ACADÉMIE, séance du 28 avril 1857. (GAZETTE MÉD., 1857, p. 288.)

tance incroyable, que j'aie jamais prétendu qu'il suffise du contact accidentel, momentané, de l'air, d'une simple impression de l'air pour engendrer la suppuration ; j'ai toujours dit, au contraire, qu'il fallait que la plaie fût maintenue en contact avec l'air, qu'elle fût *exposée* (1) ; parce que, en effet, ainsi qu'ou va le voir tout à l'heure, pour que l'action pyogénique de l'air puisse s'exercer, il faut que cette action ait le temps de mettre en jeu les conditions étiologiques directes et prochaines dans lesquelles elle se résout.

J'ai dit en second lieu que l'action de l'air, en tant que cause éloignée de la suppuration, peut être suppléée par d'autres substances ou causes équivalentes (2). Parmi ces dernières je citerai toutes sortes de corps étrangers : des débris de vêtements, des esquilles détachées, des portions d'os cariées ou nécrosées, des détritus organiques, des produits pathologiques, la plupart des liquides excrémentiels de l'économie : la bile, l'urine, la matière fécale, etc., toutes substances auxquelles j'ai donné le nom de *subtances antipathiques*, pour exprimer qu'elles empêchent, par leur présence dans la plaie, le travail d'organisation immédiate, et provoquent la suppuration. Il n'est donc pas vrai non plus que, dans ma théorie de l'action pyogénique de l'air, j'aie considéré cette action comme exclusive de toute autre cause éloignée de suppuration.

---

(1) Voici d'abord comment je m'exprimais à l'origine des discussions relatives à ce point : « D'après l'expérience, nous le répétons, la suppuration n'est « produite qu'en vertu du contact *permanent*, ou au moins *très-prononcé* de « l'air. Un contact passager reste souvent sans influence ; voilà ce qui est « conforme à l'observation, et voilà ce que nous admettons très-explicitement « afin d'éviter toute méprise et toute opposition sans objet. » (Nouvel exposé de la méthode sous-cutanée lu à l'Académie de médecine le 17 février 1857. Gaz méd., 1857, p. 124.)

(2) Voici en quels termes j'ai exprimé dès longtemps cette idée, en répondant à des critiques qui concluaient de la suppuration par d'autres causes éloignées, à l'innocuité de l'air, ou qui me prêtaient l'idée que l'air fût la seule cause de la suppuration : L'air, « comme cause de suppuration, n'agit que

Ce premier principe posé dégagé des contradictions et des non-sens qu'on lui a prêtés, on peut partir comme d'une vérité incontestable que l'action continue de l'air sur la surface des plaies *exposées* est la cause première du travail de suppuration chez l'homme et la plupart des animaux supérieurs. La certitude absolue du fait de l'organisation immédiate des plaies sous-cutanées met cette conclusion à l'abri de toute contradiction (1).

« comme cause éloignée de ce phénomène, au même titre que d'autres causes
« telles que là présence de certains corps étrangers dans les tissus, la pré-
« sence de tubercules, la présence d'une petite quantité de pus ou d'un fer-
« ment analogue. Mais de ce que toutes ces causes sont dans le cas de pro-
« voquer la formatiou d'abcès au sein des parties où son action se confine, il
« ne s'ensuit pas que le contact permanent de l'air sur la surface des plaies
« exposées ne soit, comme d'autres corps étrangers pourraient l'être, une
« cause constante et absolue de suppuration. Nous ignorons, jusqu'ici, la
« raison directe de cette action, mais l'expérience nous apprend qu'elle ne
« manque jamais son effet; on peut donc admettre, sans difficulté aucune,
« que quoiqu'il existe d'autres causes de suppuration que l'air, le contact
« constant et prolongé de ce fluide est doué d'une action pyogénique inva-
« riable et absolue. » (GAZ. MÉD., 1866, page 483.)

(1) On n'invoquera pas pour diminuer la valeur de ce principe, en tant que solution obtenue, la croyance où l'on est arrivé aujourd'hui à son égard. Il suffît, pour apprécier ce qu'il était à l'époque où mes expériences en ont fait une vérité, de relire les auteurs les plus rapprochés de cette époque, et les plus grandes autorités qui les avaient précédés.

Lors de la discussion dans laquelle MM. Velpeau et Bouilland ont voulu, en dénaturant les idées de Hunter, attribuer à cet auteur l'idée de l'action de l'air comme caractérisant la plaie dite *exposée*, j'ai reproduit le passage suivanr des œuvres de Hunter :

« Le *contact de l'air* sur les surfaces internes, par suite de la destruction
« d'une partie, a été considéré généralement comme une cause d'inflammation
« suppurative; mais l'air *n'exerce certainement pas* une telle influence, car le
même stimulus naîtrait d'une plaie, même dans le vide, et l'air n'a aucun
« accès dans les tissus que forment les abcès circonscrits, et qui cependant
« contractent l'inflammation suppurative aussi facilement que les surfaces
« exposées. Dans plusieurs cas d'emphysème, où l'air se répand dans toute
« l'étendue du corps, sa présence ne produit point l'effet qu'on lui attribue,
« à moins qu'on ne mette à découvert quelque surface interne pour lui donner
« une issue; alors la plaie s'enflamme. Chez les oiseaux, les cellules qui exis-
« tent dans les os communiquent aux poumons, de sorte que les os de ces
« animaux renferment constamment une quantité d'air plus ou moins grande,

Le mode d'action de chacune des causes prochaines dans lesquelles se résout l'influence pyogénique de l'air n'est pas moins indispensable à établir et à démontrer; car, de même qu'on avait détourné de son vrai sens l'action expérimentale du contact permanent de l'air sur les plaies exposées pour mettre en défaut la doctrine de plaies sous-cutanées, de même on n'a pas manqué de passer sous silence ou de défigurer l'action particulière de chacun des facteurs qui exercent directement leur influence dans l'action pyogénique de l'air (1).

1° *Action organique locale.* — Cette action, ai-je dit, consiste dans une modification irritative des extrémités nerveuses et vasculaires épanouies à la surface de section des plaies. Nier cette

---

« et cependant cette circonstance n'est jamais pour ces organes une cause
« d'inflammation; mais si ces mêmes tissus sont mis à découvert au moyen
« d'une plaie, le stimulus d'imperfection se faisant sentir, l'inflammation
« s'allume, et la suppuration peut lui succéder. La même remarque s'appli-
« que à une plaie pratiquée dans l'abdomen d'une poule; cette plaie s'enflamme
« et ses bords s'agglutinent avec les intestins, afin que la cavité redevienne
« complète. Si cette agglutination n'a pas lieu, une surface plus ou moins
« grande de la cavité abdominale s'enflamme et suppure. Comment explique-
« rait-on la suppuration de la membrane pituitaire atteinte de catarrhe? Cette
« membrane n'est pas plus soumise alors au contact de l'air qu'en tout autre
« temps.
« Ce n'est donc point le contact de l'air qui est cause de la suppuration. »
(*Leçons de Hunter*, t. I, p. 464.)

En tête du chapitre, l'auteur donne comme une proposition principale cette formule : *la suppuration n'a pas pour cause excitante le contact de l'air.*

(1) Parmi ceux qui ont persisté à ne pas vouloir voir dans ma théorie de l'action de l'air sur les plaies ce qui s'y trouve, je suis obligé de citer M. Maisonneuve. Cet auteur ayant beaucoup insisté sur les effets de l'altération des liquides à la surface des plaies, avait, dans une première publication de ses leçons, tout à fait méconnu, si ce n'est supprimé, tout ce que j'avais écrit, dès 1839, c'est-à-dire plus de vingt ans avant lui sur ce point. Je lui adressai une première réclamation, publiée dans la Gazette médicale, 1862, p. 272 ; il n'en tint aucun compte. Lors de la reproduction de ses leçons en volume, je lui adressai une seconde réclamation, qui ne fut pas plus efficace. Enfin, dans la discussion où il a essayé de légitimer la tentative de spoliation que l'on connaît à l'égard de l'*occlusion aspiratoire*, il a persisté à se servir de son premier plagiat pour justifier le second.

action, comme on l'a fait, c'est nier l'évidence, c'est nier ce qui est ressenti et accusé à l'occasion de la plus petite plaie que l'on expose et que l'on soustrait alternativement au contact de l'air ; c'est nier ce qui est senti lorsque l'on conserve ou lorsque l'on enlève la pellicule de l'ampoule du vésicatoire, dont la présence ou l'absence révèle si incontestablement la présence ou l'absence de l'action de l'air.

Maintenant, si nous voulons pénétrer plus avant dans cette modification toute matérielle des extrémités nerveuses et vasculaires sectionnées à la surface de la plaie, nous dirons, avec la réserve d'une doctrine peu connue, mais pour nous dès longtemps établie, que cette action est un premier degré de la *paralysie organique* (1), dont le premier terme commence au resserrement spasmodique des vaisseaux, et le dernier aboutit à leur relâchement atonique complet. Je prie l'Académie de ne pas trop se révolter contre ces expressions, qui n'ont cours encore que dans mes ouvrages ; mais je ne désespère pas de les faire accepter plus tard, en remplacement des mots plus accrédités, mais pour moi surannés, d'*irritation* et d'*inflammation*. Ainsi donc, première action de l'air sur les éléments sensibles de la plaie, action physiologique, caractérisée à son début par un excès de sensibilité et de contractilité organique des extrémités terminales des nerfs et des vaisseaux, et à son dernier terme par un relâ-

---

(1) Cette doctrine, que je professe depuis plus de trente ans, et que, faute de temps, et aussi faute de développements et de preuves pour ceux qui, ne l'ayant pas conçue, ne la comprendraient et ne la jugeraient que d'après des développements et des preuves insuffisantes, se trouve indiquée dans une foule d'articles de la GAZETTE MÉDICALE. Exprimée dans une de mes conférences sur les arthralgies (GAZETTE MÉDICALE, 1845, p. 625, 650 et 678), elle fut relevée pour la première fois par Malgaigne comme une chose étrange, incompréhensible, si ce n'est excentrique. J'ai appliqué cette doctrine au travail de la pyogénie, dans un article sur ce sujet, en réponse à M. Flourens et autres. (GAZETTE MÉDICALE, 1864, p. 215, 251 et 625.)

chement atonique des mêmes extrémités ; c'est, si l'on veut, le *strictum* et le *laxum* de l'ancienne doctrine de Thémison.

2° *Action chimique.* — J'ai dit dès longtemps qu'au sortir de leurs canaux, les fluides épanchés à la surface de la plaie s'y montrent dès l'abord sous des formes déjà modifiées et altérées ; qu'ils y subissent successivement et progressivement un second ordre d'altérations, qui commencent par la coagulation et se terminent par la putréfaction (1). Cette double série de faits peut s'observer de la manière la plus évidente dans la succession des différentes phases de la sécrétion des surfaces vésicatoriales : sécrétion purement séreuse d'abord, sécrétion séro-albumineuse ensuite, et finalement sécrétion purulente, parfois putride, jusqu'au retour de la sécrétion cicatricielle, dont nous analyserons plus loin les transformations. Inutile d'ajouter que ces produits sécrétés, ainsi que les affleurements des surfaces de section, sont secondairement tributaires de l'action chimique de l'air et en particulier de l'oxygène qui les oxyde.

Mais ce double résultat physique et chimique, qui se lie intimement à l'action organique, ne cesse pas de lui être subordonné dans chacune de ses phases ; les altérations que celle-ci éprouve, elle les imprime aux fluides épanchés : de sorte que les modifications et altérations *secondaires* de ceux-ci sont le résultat d'une action plus directe de l'air sur leur constitution chimique. En un mot, l'action organique modifie d'abord le produit sécrété et l'action chimique altère ensuite ce produit.

3° *Action mécanique.* — Inappréciée jusqu'ici par tous ceux qui se sont occupés de l'influence de l'air sur les plaies, cette action, pour n'être pas directement liée à l'acte de la purulence, n'y intervient pas moins comme auxiliaire de certains phénomènes

---

(1) Essai sur la méthode sous-cutanée, pages 62 et suiv.

consécutifs à cet acte. A ce titre, l'influence de la pression atmosphérique n'en est pas moins incontestable et toute spéciale. Il suffit, pour le comprendre, de considérer que les orifices vasculaires, résultant d'une solution de continuité réalisée par la plaie, sont soumis directement à la pression de la colonne atmosphérique, laquelle agit sur les vaisseaux afférents en les empêchant de verser leur apport à la surface de la plaie, et sur les vaisseaux efférents, en précipitant leur déplétion et en provoquant d'autant la pénétration, dans leur ouverture béante, des matières qui les environnent et dans lesquelles ils baignent. C'est donc là une action double : d'engorgement par empêchement, et de résorption par excès de pression (1).

Telle est la triple action pyogéniqne directe et locale de l'air sur les plaies. J'ai dit action pyogénique, quoique je me sois borné jusqu'ici à l'analyse physiologique, chimique et mécanique de l'action de l'air réduite à sa phénoménalité la plus immédiate. Il me reste donc à montrer comment cette triple action est véritablement pyogénique.

Et d'abord où trouver ailleurs le secret de cette génération ? Y a-t-il entre elle et les trois facteurs résolutifs de l'influence de l'air quelque intermédiaire inconnu ? Faut-il faire intervenir la réaction générale de l'économie, cette fièvre de suppuration qui a longtemps passé pour la génératrice infaillible et indispensable de la production du pus (2) ? Mais cette fièvre existe parfois sans suppuration et parfois la suppuration se produit sans elle. Il n'est pas rare, en effet, d'observer, à la suite de violentes déchirures sous-cutanées et

---

(1) Essai sur la méthode sous-cutanée, pages 62 et suiv.

(2) Au moment où nous concevions déjà, d'après nos expériences sur les plaies sous-cutanées, une autre opinion de la fièvre traumatique que celle qui était généralement répandue (1839), Dupuytren, alors dans toute sa puissance, écrivait : « La fièvre traumatique a pour but, et ordinairement pour résultat, « la formation du pus. » (Traité des plaies d'armes de guerre. Paris, 1839, t. II, p. 104.)

parfois même à la suite des opérations franchement sous-cutanées
de grande dimension, des accès de fièvre qui s'éteignent sans produire la moindre trace de suppuration dans la plaie. Par contre, que
de suppurations sans fièvre, en commençant par certains abcès
froids avec ou sans lésions osseuses, et en finissant par certains
épanchements purulents de la plèvre, dont aucun accès de fièvre
n'a trahi la formation ! La fièvre traumatique n'est donc ni la cause
ni la condition du travail pyogénique. Ce travail, je le dis tout haut
et hardiment, est le produit de la sécrétion des surfaces traumatiques
modifiée par l'altération organique des extrémités sécrétoires :
c'est du sang et de la sérosité, auxquels il manque certains éléments physiologiques de ces fluides, comme il manque, en vertu
de certain degré de paralysie organique, certain degré d'activité
physiologique aux vaisseaux qui les fabriquent et les versent.
Cette considération purement théorique s'approprie directement
certaines observations toutes récentes sur la présence de nombreux
leucocytes accumulés à l'orifice et autour des vaisseaux ouverts à
la surface des plaies suppurantes (1). Que cette abondance de leucocytes soit, comme le prétendent MM. Cohnheim, Hayem et
Vulpian, le rendez-vous, par une sorte d'émigration, de tous les
globules blancs préalablement existants dans le sang, et que,
comme le prétendent ces auteurs, ces leucocytes sourdent à travers
les parois de ces vaisseaux, toujours est-il qu'ils se trouvent accumulés à l'extrémité des vaisseaux capillaires, et que cette surabondance de globules blancs est précisément ce qui a caractérisé le
mieux jusqu'ici la différence entre le sang normal et le pus physiologique. Quant à moi, je profite du fait constaté et vérifié par

---

(1) Déjà Virchow avait insisté, en plusieurs endroits de sa PATHOLOGIE CEL-
LULAIRE, sur la quantité considérable de globules blancs dans le sang des sujets
atteints de suppuration; seulement il n'en reconnaissait ni l'origine physiologique, ni le mécanisme de sortie signalé récemment par MM. Cohnheim,
Hayem et Vulpian. (Virchow, PATHOL. CELL., p. 165.)

ces différents auteurs, et je m'en empare pour le considérer, non comme le résultat d'une émigration mal motivée, mais comme le produit et le caractère d'une sécrétion modifiée, en proportion de la modification de l'organe sécréteur. Je puis d'autant mieux m'arrêter à cette explication, que l'embarras causé dans la doctrine de MM. Cohnheim, Hayem et Vulpian par cette surabondance de globules blancs, — auxquels on donne rendez-vous autour de la plaie, sans s'inquiéter de leur provenance ni de la raison de leur émigration, — n'existe plus en présence d'une modification de l'organe sécréteur qui modifie le produit sécrété et le dépouille d'un de ses caractères physiologiques à son passage à travers la barrière physiologique qui lui fait obstacle. Hypothèse pour hypothèse, je ne donne la mienne que comme une tentative superflue, dépassant la notion précédemment donnée de l'action pyogénique de l'air sur les extrémités vasculaires et nerveuses de la plaie (1).

Mais une notion non moins importante pour l'éclaircissement de l'action pyogénique de l'air considéré jusqu'ici dans sa totalité, c'était celle de savoir auquel des éléments chimiques dont il se compose il fallait attribuer la spécificité ou la simple prépondérance d'action dans l'acte de la pyogénie; en d'autres termes, l'air se

---

(1) On ne se douterait guère que l'auteur le plus éloigné en apparence de cette idée de la *paralysie organique*, comme condition de formation des globules blancs, Virchow, donne lui-même, sans s'en douter, une preuve des plus significatives en faveur de cette doctrine. « Nous reviendrons plus tard « sur l'idée d'irritation et nous l'étudierons d'une manière plus complète; « pour le moment, qu'il nous suffise de savoir que, d'après nos recherches, « l'irritation du ganglion consiste en une formation cellulaire plus abondante, « en une augmentation de volume des follicules dont les cellules deviennent « plus nombreuses; en même temps que ces altérations se produisent dans « les ganglions, nous voyons augmenter le nombre des globules blancs du « sang. *Toute irritation notable du ganglion a pour conséquence une augmen-* « *tation des corpuscules blancs du sang; tout acte pathologique produisant* « *l'irritation ganglionnaire aura pour effet d'augmenter les globules blancs* « *du sang,* c'est-à-dire qu'il produira une leucocytose. » Virchow, Pathol. cell., p. 165.)

compose normalement de quatre gaz : d'oxygène, d'hydrogène, d'azote et d'acide carbonique; de plus, il est l'excipient ou le véhicule de substances hétérogènes qui en altèrent la pureté. Auquel de ces gaz et de ces produits anormaux faut-il attribuer la plus grande influence dans la production du pus ? J'ai résolu cette question dès lontgemps : j'ai enfermé successivement des plaies dans des ballons remplis d'hydrogène, d'azote et d'acide carbonique : et je puis considérer aujourd'hui, comme une vérité parfaitement établie, que l'air pur possède par lui-même ét dans l'ensemble des éléments qui le constituent la propriété de faire suppurer les plaies exposées; et que, des gaz qui le composent, l'oxygène est celui qui lui donne principalement cette propriété. Les autres gaz, quoique exerçant sur les plaies un amoindrissement de cette action, n'y restent pourtant pas tout à fait étrangers; ce sont en quelque façon des agents hétérogènes et indirects de la suppuration, dont l'action ne saurait être définie jusqu'ici autrement que par des nuances de degré, nuances sur lesquelles j'aurai à m'expliquer plus tard.

Il n'en est pas de même des corps étrangers suspendus dans l'air. Ceux-là, d'un caractère mieux défini depuis les récents travaux de MM. Gautier et Hallier (1), peuvent être considérés, non comme des agents primitifs de la suppuration, mais comme lui imprimant des modifications résultant d'une sorte de fermentation, agissant d'abord sur le produit excrété et secondairement sur l'organisme par leur entrée en possession de ce dernier. Faut-il admettre avec M. Pasteur qu'à chaque fermentation correspond un ferment spécifique, d'où un produit également spécial et spécifique; ou bien avec M. Berthelot qui, supposant le concours de plusieurs ferments solubles ou insolubles, admet les transformations suc-

---

(1) Voir l'excellent article critique de M. Lasègue, *Des ferments et des fermentations morbides.* (ARCH. GÉN. DE MÉDECINE, mars 1870, p. 332 et suiv.)

cessives des corps fermentescibles? Ce sont là autant de questions dont la solution importe peu jusqu'ici à la généralité du fait dont nous nous occupons, à savoir, l'hétérogénéité contingente de la purulence, hétérogénéité que nous ne faisons aucune difficulté de placer pour une part quelconque sous la dépendance de ferments répandus dans l'air (1). Mais l'Académie voudra bien le remarquer, nous disons pour une part quelconque, car je tiens en réserve des considérations et des actions étiologiques, à mes yeux bien autrement sûres et bien autrement importantes pour la connaissance et le traitement des modifications pyogéniques dont nous aurons à l'entretenir.

J'ai réservé comme dernier terme de la formule étiologique de la purulence et de ses modifications un élément peu ou mal considéré jusqu'ici : je veux parler de l'influence générale et spéciale de l'organisme. Au delà de tous les agissements locaux de l'air et de ses composés; au delà de toutes les modifications qu'il imprime aux éléments de la plaie et à ses produits; au delà enfin de toutes les participations éventuelles des ferments répandus dans l'atmosphère, il est un facteur qui les domine tous, c'est celui qui s'en empare, qui les modifie, qui les digère, qui les fait siens, qui les transforme, qui les multiplie, en un mot qui leur imprime, comme à toute chose dont il s'empare ou qu'il subit, le cachet de son activité, de sa spontanéité et de sa spécificité. Cette proposition, qu'on croirait pouvoir se suffire à elle-même, en raison des bases immuables et de l'ordre le plus élevé que la science traditionnelle lui assure, trouve un nouvel appui dans la considération plus im-

---

(1) Si je ne pousse pas plus loin les indications données par les différents auteurs sur la nature du travail qui a pour effet de produire les différentes altérations du pus, que ce travail soit ou nom le produit d'organismes élémentaires, il nous suffit d'accepter ce travail de fermentation dans son caractère pathologique, et d'en partir comme d'une des sources étiologiques des diverses altérations septiques du pus.

médiate de la différence d'aptitude et de la diversité des humeurs, des tempéraments, des idiosyncrasies et des espèces
animales par rapport au phénomène de la purulence. Ainsi que
notre savant collègue M. Bouley l'a rappelé (1), il est de tradition
vulgaire que les individus sont plus ou moins aptes à suppurer; et
il est telle classe d'animaux, les oiseaux, par exemple, dont les
plaies ne suppurent pas, et telle autre classe, comme les chevaux,
chez lesquels la pyogénie accuse des facilités inverses. Il en faut
donc conclure, et c'est à cela que je me borne jusqu'ici, que l'organisme intervient pour une grande part dans la formule des éléments généraux et modificateurs de la purulence.

Ainsi donc, me résumant pour assurer la compréhension facile
des déductions qui vont suivre, je dirai que la formule étiologique
de la purulence considérée dans sa généralité comprend six termes
d'ordres et d'importance différents, mais dont l'existence matérielle
est indéniable, à savoir :

1° L'action générale de l'air en tant que cause première mais
éloignée du phénomène;

Et comme causes prochaines :

2° L'action organique locale de l'air, comme modificateur de
la nervosité et de la vascularité affleurant la surface de section des
plaies; et, comme conséquence de cette modification, une modification adéquate des produits sécrétés;

3° L'action chimique de l'air modifiant secondairement les produits versés à la surface de la plaie et cette surface elle-même dans
sa portion la plus superficielle;

4° L'action mécanique de la pression atmosphérique comme
obstacle à la sortie des produits excrétés et comme auxiliaire
provocateur de la résorption de ces produits;

____

(1) Bulletin de l'Académie, 1871.

5° Les ferments atmosphériques comme modificateurs du travail et des produits de la purulence ;

6° Enfin l'activité et la spontanéité de l'organisme comme complétant, multipliant et diversifiant l'action des facteurs de la purulence des plaies exposées.

Telle est la formule du travail pyogénique. Il ne faut pas la considérer comme une réunion d'éléments étiologiques agissant à un moment donné seulement de l'évolution de la pyogénie et des troubles dont cette évolution est susceptible; il faut la considérer, au contraire, comme tenant incessamment sous sa dépendance toutes les phases, toutes les époques de la purulence, depuis le premier moment de la plaie exposée jusqu'à sa dernière heure, depuis la plus grande simplicité physiologique du travail sécréteur de la plaie, épanchement séreux, jusqu'à la plus grande diversité et complexité de ce travail, cicatrisation ou putréfraction et gangrène. Car si notre doctrine est destinée à représenter le phénomène de la suppuration dans sa plus grande généralité, elle n'exclut aucune des causes, aucune des influences intercurrentes que ce travail est susceptible de rencontrer dans l'évolution totale de la suppuration des plaies.

Cette formule de la purulence, dont tous les termes sont empruntés aux différents travaux que j'ai publiés depuis 1839, est destinée en outre à rendre compte et à relier entre eux dans une série étiologique non interrompue, les différents états compris sous les termes de *fièvre traumatique*, de *septicémie*, de *résorption purulente*, de *pyoémie*, d'*infection purulente*, d'*infection putride*. A cet effet, je le déclare d'avance, pour la plus facile compréhension de ce qui doit suivre, je mettrai en regard les différents termes de cette formule étiologique de la purulence modifiée ou pervertie et les différentes manifestations correspondantes de la purulence normale ou pervertie; et ce, de façon à respecter l'ordre d'évolution des phénomènes et à assurer avant tout, à la manière dont je les conçois et les enchaîne, le caractère de réalité que des développements ultérieurs pourront éclairer, mais dont ils ne pourront ni faire méconnaître ni altérer la vérité.

§ II. — Du pus.

Qu'est-ce que le pus? Pour la discussion qui va suivre, il est au moins nécessaire de définir l'objet qui doit en faire la base. Mais cette définition, nous nous abstiendrions de la donner, si elle ne devait être que la reproduction stérile de ce qui s'écrit partout depuis l'intervention du microscope. Notre définition, puisant ses éléments dans l'observation physiologique plus que dans l'analyse anatomique et chimique, a cela de particulier qu'elle est en opposition formelle avec ce qui s'enseigne partout aujourd'hui sur l'origine du pus (1), et qu'elle peut néanmoins être appréciée et

---

(1) Pour bien faire comprendre la différence de notre manière d'envisager le pus d'avec celle d'une autre école, l'école anatomique et micrographique, il n'est pas inutile de reproduire ici les définitions des principaux auteurs en vogue.

Les doctrines allemandes se résument toutes à considérer le pus comme une néoplasie constituée par des éléments de nouvelle formation : la cellule purulente et un liquide intercellulaire, le sérum du pus. Il se produit aux dépens des cellules du tissu conjonctif dans les parenchymes organiques, et des cellules épithéliales sur les surfaces. C'est donc l'opposé de la doctrine des exsudats, dont le pus n'est jamais la transformation. Voici le texte du fondateur de la doctrine et de son vulgarisateur :

« Le pus est essentiellement composé de cellules qui, à l'état ordinaire, « sont rapprochées les unes des autres, et entre lesquelles on ne trouve « qu'une faible quantité de liquide intercellulaire (sérum du pus). Chaque « corpuscule purulent contient dans son intérieur, une substance très-riche « en eau. » (Virchow, *Pathol. cell.*, pag. 156.)

D'après Bilroth, le pus « n'est qu'un néoplasme inflammatoire liquéfié, en « quelque sorte fondu, à l'état soluble. Il se compose de deux parties qui se « séparent au repos, une substance intercellulaire liquide, une seconde, les « corpuscules du pus, lesquels, vus au microscope, représentent de petits « globules finement ponctués... Chimiquement, le pus renferme 14 à 16 p. 100 « d'éléments solides, surtout du chlorure de sodium et des phosphates peu « solubles ou insolubles. Les corpuscules sont formés par une substance albu-

vérifiée immédiatement par tout le monde. Ainsi nous définissons
e pus, un produit émanant directement du sang dont quelques-
uns des éléments ont disparu et dont les autres ont été modifiés.
Sur le porte-objet, le pus n'est qu'un composé de sérum et de globules blancs renfermant des granules. Jusqu'ici donc le microscope
n'a abouti qu'à faire constater une identité presque complète entre
plusieurs des éléments figurés du sang et du pus (1). Les globules
blancs du pus et du sang sont aujourd'hui considérés par la plupart des auteurs comme identiques, ainsi que les dernières recherches précédemment rappelées de MM. Cohnheim, Hayem et
Vulpian en témoignent. Ces recherches, bien autrement significatives au point de vue physiologique, nous montrent encore que
c'est du sang lui-même, et non de cette prétendue prolifération
cellulaire, que naissent les nombreux globules blancs qu'il renferme. Dans la succession des phases de la purulence, il se présente d'ailleurs des états du pus, surtout avant la période où il
arrive à être en complète possession de ses attributs, et après cette
période, il se présente dis-je, des états dans lesquels il touche, par

---

« minoïde se comportant d'une manière *analogue* à la globuline du sang;
« le sérum du pus renferme un corps qui a été découvert par le docteur
« Gueterbock, la *pyine*, substance précipitée par l'acide acétique, et qui
« diffère de la mucine autant que de la caséine ; on trouve aussi dans le pus
« de l'albumine peu *différente* de celle du sang, et assez souvent de la
« mucine. En fait de matières grasses, on y rencontre la cholestine et l'acide
« stéarique, qui s'en séparent par voie de cristallisation lorsqu'on laisse
« reposer le pus, et que l'on peut même retrouver à l'état cristallisé dans le
« pus qui a très-longtemps séjourné dans une grande cavité. » (Bilroth,
page 92.)

(1) « Les globules blancs du sang ressemblent complétement, même chez
« les gens qui jouissent de la meilleure santé, aux corpuscules du pus. »
Cette ressemblance est telle que « il est impossible, quand on voit ses élé-
« ments sur le champ du microscope, d'affirmer qu'ils appartiennent soit au
« sang, soit au pus. » (Virchow, *Pathol. cell.*, page 156.) Et ailleurs : « Nous
« savons déjà que les corpuscules du pus et les globules blancs du sang sont
« *entièrement* identiques : toute distinction entre les deux ordres d'éléments
« est aujourd'hui impossible. » (*Id., ibid.*, page 175.)

ses caractères extérieurs et sa composition, plus au sang qu'au pus. Or dans ces deux conditions extrêmes, dira-t-on qu'il a sa source ailleurs que le pus constitué et que celui-ci tire ses éléments d'une source différente de celle qui alimente son commencement et sa fin ? Il est donc plus logique de rechercher, de préciser en quoi cette transformation consiste et quelles en sont les causes et le mécanisme, que de s'arrêter à une de ses phases, prises pour le phénomène tout entier (1). Eh bien, en suivant cette voie d'observation toute physiologique, on arrive à un fait qui, pour être une constatation facile et presque vulgaire, n'en a pas moins la plus grande portée : je veux parler de la disparition graduelle de la fibrine dans le pus de formation récente (2), et de sa réapparition également graduelle dans le pus qui touche à la période de cicatrisation des plaies (3). Ainsi voilà un caractère auquel on ne

---

(1) Un auteur dont on est toujours heureux de s'étayer, M. Andral, écrit dans son *Traité d'hématologie :* « Dans le liquide purulent que fournit une « surface enflammée, il y a une partie qui *n'est autre chose* que le sérum « même du sang, auquel se trouve mêlé un nombre plus ou moins considé- « rable de corps singuliers qu'on appelle des globules de pus. » (Andral, *Hématologie,* p. 107.)

(2) Disparition ou transformation, car suivant beaucoup d'auteurs les granules du pus ne seraient que de simples dépôts de coagulums fibrineux.

Comme il est indispensable de bien définir la signification actuelle des termes, nous reproduirons une des dernières définitions de la fibrine, d'après les auteurs allemands :

« Nous savons, dit Bilroth, par les magnifiques recherches d'Alexandre « Schmidt, que tous les exsudats renferment la substance dite fibrinogène qui, « combinée avec la globuline de la substance fibrino-plastique du sang et « d'autres tissus, constitue la fibrine telle que nous la connaissons à l'état « coagulé. » (Bilroth, p. 77.)

(3) Je suis d'autant plus disposé à considérer cette phase de la purulence où la fibrine disparaît pour se dissoudre en quelque façon dans le pus, comme une preuve de l'origine hématique du pus, que certains micrographes eux-mêmes nous conduisent, comme malgré eux, à cette conclusion. Ainsi, à propos de la transformation des caillots intraveineux qui suppurent, M. Ranvier trouve tout à la fois les cellules caractéristiques du pus en voie de formation et les débris de la fibrine, qui disparaît pour faire place aux éléments caractéristiques du pus. « Dans le premier cas, dit l'auteur (quand le caillot est encore solide),

s'était pas arrêté jusqu'ici. Et cependant, considéré dans son origine et la succession de ses phases, quelle signification n'aquiert-il pas? A sa période initiale, la sécrétion purulente n'est encore qu'une sérosité lactescente conservant la plupart des éléments du sang, mais déjà à peu près dépouillé de toute traces de fibrine; plus tard lorsque le pus acquiert toutes les qualités et tous les éléments de sa composition normale, la fibrine y fait complétement défaut; enfin, lorsque le pus tend à reprendre les caractères et les fonc-

---

« on trouve en dissociant les caillots une très-grande quantité de cellules épi-« théliales des veines..... On remarque, en outre, de très-nombreuses cellules, « *tout à fait semblables aux globules du pus* ou aux globules blancs du sang « mais contenant toutes des granulations graisseuses libres et des granules « solubles dans l'acide acétique. Ces derniers semblent provenir d'une dissocia-« tion moléculaire de la fibrine qui, dans beaucoup de points du coagulum, se « présente encore à l'état fibrillaire. » (GAZETTE MÉDICALE, 1869, page 309).

Mais Virchow lui-même n'est pas loin d'admettre les mêmes faits, si ce n'est les mêmes conclusions : « Étudiez ces trombus (caillots intraveineux), vous « verrez la masse qu'ils renferment, et qui ressemble à du pus, se former par « la transformation des couches centrales du caillot; vous vous assurerez qu'elle « ne provient pas de la paroi vasculaire : c'est une *transformation toute chi-« mique*, analogue à celle que l'on produit artificiellement en laissant lente-« ment digérer de la fibrine coagulée. La fibrine se décompose et se change en « une substance finement granulée, et toute la masse devient un détritus. « C'est une espèce de ramollissement et de régression chimique des substances « organiques; dès le début, une quantité de petites granulations deviennent « visibles; les gros filaments de la fibrine se divisent en morceaux ; ces derniers « se subdivisent en fragments plus petits, et enfin la masse finit par être « composée de petits granules fins, pâles. Dans le cas où la fibrine est relative-« ment très-ferme, on ne voit presque que les granules. » (Virchow, p. 174.)

Il est vrai que l'auteur en conclut que cette masse, si analogue à du pus, n'est pas du pus. Mais M. Ranvier nous avait fourni par son analyse, moins suspecte de partialité *cellulaire*, la preuve que c'est bien du pus qui se forme, à la fin du travail dont l'auteur allemand ne considère que le commencement.

Nous n'avons pas à discuter ici la question de savoir si la disparition de la fibrine dans le pus est le fait d'une transformation chimique de la fibrine par une sorte de travail régressif, ou le résultat d'une filtration organique, ou enfin l'effet d'une sécrétion modifiée par une modification physiologique de l'organe sécréteur; nous nous contentons pour le moment de prouver, d'après les auteurs qui ne soupçonnent pas l'origine de cette métamorphose du sang en pus, que les éléments constitutifs du pus sont bien ceux du sang lui-même, successivement et graduellement transformés.

tions d'un liquide réparateur, la fibrine y reparaît pour jouer le rôle attribué de temps immémorial à ce qu'on est convenu d'appeler la lymphe plastique. Le pus ainsi considéré n'est donc et ne peut être que le sang lui-même privé de fibrine et modifié dans ses autres éléments de moindre importance. Mais à quoi tiennent cette défibrination du sang et les modifications que subissent ses autres éléments, si ce n'est à la modification physiologique des organes nerveux et vasculaires dont ils émanent? Peut-être la pression atmosphérique n'est-elle pas étrangère à la rétention de la fibrine dans les canaux qu'elle obstrue et ajoute-t-elle ainsi son action à celle de la paralysie organique. Ainsi s'expliquerait la turgescence des parties dites enflammées, et que nous disons, nous, le siége d'un degré quelconque de la paralysie organique.

Qu'à cette composition du pus, ainsi considérée comme une sorte d'amoindrissement et de modification de la constitution du sang, viennent s'ajouter les débris du travail de la nutrition, rien ne s'y oppose ; c'est la dénutrition elle-même qui continue parallèlement avec le travail pyogénique et qui mêle sa décharge aux produits de ce dernier. Il n'y a donc pas lieu de contester ce mélange, si ce n'est que la présence dans le pus de ces débris ne doit pas lui faire perdre le caractère de sa véritable origine.

Ainsi considéré, le pus nous met à l'aise pour nous rendre compte des circonstances où il se comporte successivement comme un véritable produit physiologique de l'économie et comme ce même produit subissant toutes les altérations dont la causalité pathologique le rend susceptible. .

Il y a donc un pus physiologique. Quel est-il? d'où naît-il? à quels caractères se reconnaît-il (1)?

Le pus physiologique est celui qui se produit hors du contact de

---

(1) GAZETTE MÉDICALE, 1863, p. 215.

l'air, qui naît *sans aucune complication spécifique* et qui peut être résorbé sans accident, qui peut être impunément mêlé au sang, circuler avec lui, et qui témoigne, en un mot, par l'innocuité de sa présence dans le sang, qu'il n'en est qu'un amoindrissement, qu'une ébauche régressive. Or les circonstances où ces faits ont été observés sont aussi nombreuses qu'incontestables. Il n'est pas un chirurgien qui n'ait vu apparaître des abcès froids, des abcès par congestion chez des sujets ayant l'apparence d'une parfaite santé et chez lesquels aucun trouble fonctionnel n'avait trahi la formation de la collection purulente. Or bon nombre de ces abcès continuent à se développer au milieu du plus grand calme physiologique. D'autres, nés comme à l'improviste, disparaissent de même. Tous les auteurs (1) ne parlent-ils pas de ces abcès qu'on avait résolu d'ouvrir et qu'on a trouvé disparus le jour fixé pour l'opération? Quant à moi, j'ai constaté un nombre infini de fois, sous l'influence de purgations quotidiennement répétées et des cautérisations ponctuées, la disparition spontanée d'abcès par congestion caractérisés. Ce fait je l'ai surtout observé après une première ponction évacuatrice. Le pus de nouvelle formation semble plus en rapport avec le sang, auquel il se mêle impunément (2).

---

(1) « J'invoquerai la disparition presque subite et maintes fois observée d'abcès volumineux dont on avait remis l'ouverture au lendemain. » (Cruveilhier, *Expériences et observations sur les altérations du sang.* ARCH. GÉNÉR. DE MÉD., 1826, p. 656.)

(2) Les auteurs qui considèrent la pyoémie comme le résultat de l'introduction dans le sang du pus, même exempt de toute altération, ne s'accommodent pas de ces faits. Leur principale raison, c'est que ces faits contrarient leurs doctrines, et ils ne se montrent pas très-difficiles sur les conditions de pureté du pus. Ainsi M. Sédillot, qui a soutenu, non sans talent, la doctrine de la pyoémie par introduction du pus même tout à fait pur dans le sang, cite à l'appui de sa théorie l'observation d'un malade mort de pyoémie « par suite d'une suppuration partielle de la prostate. » On peut croire avec l'auteur que le pus n'avait point subi l'action de l'air, mais l'urine! (Sédillot, *de l'infection purulente*, p. 412.)

A ces faits, mille et mille fois constatés, on a objecté une impossibilité théorique : on a allégué le défaut de rapport entre le diamètre des globules purulents et le diamètre du calibre des vaisseaux absorbants; et l'on a ajouté que la résorption, si elle avait pu s'exercer, ce n'avait été que partiellement et aux dépens des éléments séreux du pus. Ces sortes de résorptions partielles existent parfois en effet, mais on en peut constater la réalité exceptionnelle par l'épaississement de la portion non résorbée du pus. Dans les cas de résorption totale, il ne reste aucune trace des abcès, et il faut bien admettre que, dans ces cas, ou bien les vaisseaux se sont dilatés (1), ou bien les globules se sont prêtés à la circonstance, ou bien ils ont subi une modification de forme, une sorte de décomposition ou de digestion de la part des organes absorbants, modification et décomposition qui leur ont permis d'entrer dans le torrent de la circulation (2). On ne sait pas grand'chose jusqu'ici de la fixité ou de la mutabilité du volume et de la forme des globules purulents et autres. Lorsqu'on les examine sur le porte-ob-

---

(1) Les observations et les expériences les plus récentes des physiologistes tendent à établir que les vaisseaux capillaires sont susceptibles d'éprouver des dilatations passagères sous l'influence de l'action des nerfs qui président à leur contractilité. La seule objection qu'on ait faite à ces constatations directes, c'est qu'on ne peut s'en rendre compte.

2) Les auteurs qui ont cherché à concilier la difficulté du diamètre dispropo tionné des globules purulents avec les vaisseaux destinés à les recevoir ont eu recours à d'autres sources de modifications des globules du pus. La plupart supposent leur dissolution préalable : Virchow parle d'une métamorphose graisseuse, qui les convertit en une sorte d'émulsion, en lait purulent (Virchow, p. 160). Mais à toutes ces allégations spécieuses, qui sont autant d'hypothèses, il est permis d'opposer des faits directs, dont le seul défaut est de contredire certaines croyances scientifiques. Beaucoup d'auteurs ne rapportent-ils pas des observations où, après des cas évidents de résorption purulente, on a constaté du pus en nature dans les selles et dans les urines? Ce qui est encore plus généralement admis, c'est l'expectoration purulente, souvent accompagnée d'une haleine offrant une odeur de pus. Or si le pus se retrouve dans les selles, dans les urines et dans les crachats, il a donc traversé les capillaires, qu'on dit trop étroits pour le recevoir.

jet, on oublie de considérer qu'ils sont exposés à une température constante et presque toujours différente de celle de l'économie :
on oublie surtout qu'ils sont soumis à une pression uniforme et
différente de celle qui les environne au sein de l'organisme. Pour
moi j'ai quelque raison de croire que les globules du pus, comme
les globules du sang, sont susceptibles de varier de forme et de
volume, suivant les milieux où ils se trouvent. Il y a plus de trente
ans que j'avais confié à Georges Oberauser la construction d'un
microscope susceptible de faire voir les objets dans des milieux à
différentes pressions, depuis le vide complet jusqu'à une pression
de plusieurs atmosphères. La difficulté de maintenir fixes chacun
de ces états nous a fait retarder indéfiniment l'achèvement de l'instrument; mais les observations d'essai ont suffi pour faire constater, sous différentes pressions, la mobilité et la mutabilité des
éléments globulins du sang et autres.

Voilà des faits et des raisonnements qui nous semblent établir,
de la manière la plus positive, l'absorption et le passage dans le
sang d'une certaine quantité de pus non altéré, sans manifestation
aucune de symptômes pathologiques. A ces faits, on a opposé en
dernier lieu des expériences. Bon nombre d'auteurs affirment avoir
provoqué une réaction fébrile en injectant du pus pur dans les
veines et le tissu cellulaire de certains animaux ; mais déjà on a
infirmé la valeur de ces expériences en faisant voir que le pus
employé comme du pus exempt d'altération n'offrait aucune ga-
rantie sérieuse de pureté, et qu'au contraire, dans plusieurs cas,
il était évidemment altéré. A cette objection bien fondée on peut
en ajouter d'autres non moins puissantes. Ainsi dans les diverses
expériences invoquées :

1° On a employé du pus humain chez des animaux d'une organisation différente;

2° On a employé du pus qui avait subi plus ou moins longtemps le contact de l'air;

3° On a employé indistinctement du pus provenant de parties enflammées ou fourni par des plaies exposées;

4° Dans plusieurs expériences on a mêlé de l'eau au pus; or j'ai montré que les injections d'eau distillée dans les abcès froids vidés du pus pur qu'ils renfermaient ont pour effet de reproduire du pus altéré;

5° On a injecté la plupart du temps du pus directement dans la veine jugulaire ou la veine crurale, ou dans le tissu cellulaire et en pratiquant une plaie non sous-cutanée.

Ces expériences ne réalisent donc aucune des conditions des faits dans lesquels le pus physiologique a été absorbé spontanément en nature sans accident aucun.

En raison de ce qui précède, il est donc permis de conclure que le pus physiologique peut être résorbé en nature, sérum et globules, et que celui qui peut être ainsi résorbé et mêlé au sang, sans accompagnement de symptômes morbides, est bien un pus physiologique, se rapprochant le plus du sang, au sein duquel il peut retourner et circuler impunément (1).

Ce point de départ était nécessaire pour montrer tout à la fois

---

(1) L'existence d'un pus physiologique, que nous avons établie dès longtemps, avait été admise déjà — mais moins explicitement et avec des restrictions particulières — par plusieurs auteurs. M. Cruveilhier, reconnaissant l'innocuité de l'absorption du pus de certaines collections, contrairement au danger de l'introduction dans le torrent circulatoire du pus sécrété par les veines enflammées, ne s'explique pourtant cette différence d'action qu'en ce que, dans le premier cas, l'absorption s'exerce séparément sur la partie liquide et sur la partie solide, après que cette dernière a subi une sorte de transformation. (CRUVÉILHIER, *Expériences sur les altérations du sang*, ARCH. GÉNÉRALES DE MÉD., 1826.)

Plus tard, MM. Auguste Boyer (GAZ. MÉD., 1834, p. 193) et Bonnet (GAZETTE MÉD., 1837, p. 593) ont été plus explicites. Le premier a établi une distinction très-nette entre le pus sain pouvant parcourir les voies circulatoires sans déterminer les accidents de l'infection purulente, qui sont le résultat de l'altération de la partie liquide du pus; le second, plus explicite encore, proclamant l'innocuité de l'absorption du pus de bonne nature, qui n'a pas subi le

que la formation du pus n'est pas subordonnée à la fièvre traumatique ni à la fièvre dite de suppuration, et que cette fièvre,
dans les circonstances où elle semble liée au travail pyogénique,
n'en est qu'une complication sur laquelle nous nous expliquerons
tout à l'heure. Il n'y a pas de circonstance où ce dédoublement
soit plus facile et plus significatif qu'à la suite de l'accouchement
avant l'apparition de ce que l'on est convenu d'appeler la fièvre
de lait. L'Académie n'a pas oublié l'orageuse contradiction que
j'ai rencontrée lorsque j'ai comparé pour la première fois la plaie
utéro-placentaire tour à tour à une plaie sous-cutanée et à une plaie
exposée. Or, lorsque le retrait utérin rapproche, fronce et ferme tous
les orifices vasculaires de la face interne de l'utérus, la plaie pla-
centaire acquiert tous les caractères de la plaie sous-cutanée ;
mais, avant l'accomplissement de cette transformation, les lochies
commencent à couler avec le caractère d'un pus ébauché, d'un
pus de transition, et à l'évolution duquel aucun accident fébrile
n'a présidé ; car il n'est pas rare que la fièvre dite fièvre de lait
fasse défaut, bien que les lochies se manifestent. Lorsque la fièvre
s'allume, c'est la fièvre traumatique secondaire, consécutive qui,
dans cette circonstance toute spéciale, ainsi qu'on le verra plus

---

contact de l'air, et ne rapportant au sang que des éléments, sérosité et
matières grasses, qui en avaient été séparés.

Enfin M. Andral a donné, pour ainsi dire, la formule générale des différents
états du pus et des différents effets qu'il est susceptible de produire lorsqu'il
pénètre dans le sang. C'est le coup d'œil du maître, qui n'a pas encore vu les
détails d'assez près, mais qui en montre l'enchaînement et la succession dans
leur ensemble. « Nous sommes porté à penser, dit M. Andral, que dans les
« cas où, chez l'homme malade, du pus vient à circuler avec le sang, la modi-
« fication que ce dernier liquide pourra recevoir dans sa constitution sera
« variable suivant les qualités du pus qui viendra se mêler à lui : *récent*, il le
« laissera intact ; déjà *ancien* et altéré lui-même, le pus pourra devenir, pour
« le sang, la cause d'une perturbation telle que la cessation rapide de la vie
« devra en être l'inévitable résultat. » L'illustre maître avait bien vu la différence des deux ordres de faits, mais il avait attribué à l'origine récente ou
ancienne du pus des propriétés qu'il tient d'autres conditions de variation.

loin, donne la clef et la signification de la fièvre traumatique des grandes plaies exposées.

Le travail pyogénique, ainsi dégagé des complications auxquelles on l'avait subordonné, ainsi simplifié, n'est plus que l'expression de la modification physiologique, que nous avons dit consister dans un premier degré de la paralysie organique. Sous l'influence de la mortification d'une portion du squelette et sous l'influence des parties nécrosées ou cariées, la plaie résultant de la formation des séquestres et provoquée par leur présence se trouve dans une des conditions des plaies exposées. Ici les séquestres ont agi comme l'air; ils ont été par eux-mêmes ou par l'intermédiaire de la paralysie organique qui les a déterminés, les causes éloignées de la suppuration; avec cette différence que, s'ils ont provoqué, comme l'air, la modification organique des organes sécréteurs, ils n'en ont pas altéré chimiquement les produits.

Tel est donc le fait de la formation du pus dégagé de toutes ses complications et obscurités et ainsi réduit à sa plus simple expression. Ajoutons une dernière fois, tel est le pus physiologique, le pus le plus rapproché du sang, dont il n'est qu'une simple transformation.

§ III. — Altérations du pus.

La chimie n'étant pas essez avancée pour nous rendre compte des diverses altérations et transformations dont le pus est susceptible, force nous est de nous adresser à d'autres voies. Ces voies sont directement : l'observation physique, l'appréciation des sens, la vue, l'odorat; et, indirectement, l'expérimentation et l'observation clinique, c'est-à-dire les réactions organiques qui peuvent résulter de ces diverses altérations.

Posons en fait que tout pus *exposé* pendant quelque temps, qu'il soit accompagné de fièvre ou non, est déjà du pus altéré.

4

Pour le prouver, il suffit de rappeler ce qui arrive lorsqu'on ouvre
un abcès ancien par la méthode directe. Cet abcès et ce pus, si
longtemps inoffensifs, provoquent, dès leur exposition à l'air, un
appareil de symptômes inutiles à énumérer, mais qui contrastent
singulièrement avec le calme inoffensif, et persistant quelquefois
pendant des mois entiers, de l'abcès et du pus sous-cutané. Que
s'est-il passé pour opérer un aussi brusque changement? Le contact de l'air a suffi pour faire ce que nous avons dit au début : il
a modifié l'organe et altéré le produit. En pénétrant dans le foyer,
il en a stimulé anormalement les affleurements vasculaires et
nerveux; et, par son contact avec le pus, il a fait un produit pathologique d'un produit physiologique. Quelques personnes, im-
bues d'anciennes doctrines, sont encore disposées à ne voir, dans
ce double fait, qu'un résultat de l'inflammation qui se propage
de l'ouverture extérieure aux parois de la collection; mais il suffit
de faire remarquer que, lorsque l'on a soin de pratiquer l'ouverture extérieure suivant les règles de la vraie méthode sous-cutanée, c'est-à-dire à l'aide d'un large pli qui éloigne d'autant cette
ouverture de l'ouverture intérieure, la première, par un défaut
d'occlusion ou de soins suffisants, a beau s'enflammer et suppurer,
l'inflammation ne dépasse jamais le point où elle siége : quelle
que soit sa dimension, elle y reste confinée. C'est donc bien au
contact de l'air qu'est dû le changement qui s'est opéré et dans le
pus et dans son réservoir. Une dernière difficulté a été soulevée
pour savoir si c'est bien le pus lui-même ou les parois du foyer
qui reçoivent l'atteinte de l'action de l'air, et si l'altération de l'une
n'est pas le contre-coup de l'autre. Toutes ces questions ont été
examinées en temps. Il est de notion vulgaire que l'air agit comme
agent de décomposition sur tous les produits organiques, et le pus
n'y fait pas exception. Mais une expérimentation plus précise m'a
permis de mettre ce fait hors de doute. Du pus renfermé dans
des bocaux mis en communication avec de l'air pur, a subi, quoi-

que beaucoup plus lentement que sur le vivant, à cause de la différence de température et sans doute aussi à cause de l'absence d'autres éléments fournis par l'organisme, toutes les altérations, depuis sa décomposition moléculaire jusqu'à sa putréfaction, putréfaction qui est aussi le dernier terme des altérations du pus chez l'homme malade. Quant à l'influence de l'air sur les parois du foyer purulent, c'est un cas particulier de la grande loi de l'influence de l'air sur toutes les plaies exposées. Je fais cependant ici une réserve, qui aura son importance ailleurs, c'est que, en isolant la condition de l'altération du pus de celle de l'altération de son foyer, on diminue singulièrement les effets de la première ; ce qui prouve le double effet des deux altérations simultanées lorsqu'elles existent, comme après l'ouverture ordinaire d'un abcès par congestion dont on a extrait la plus grande partie du pus.

Ce premier fait de l'altération de tout pus exposé constitue en quelque façon la doctrine absolue de l'action dissolvante de l'air sur le pus. Or il s'agit surtout, dans ce fait, du pus envisagé d'une manière abstraite; du pus isolé de la plaie, du pus considéré indistinctement dans ses divers éléments réunis, du pus enfin à son état de sécrétion normale et à son maximum de développement. Mais les altérations dont le pus est susceptible diffèrent dans leurs *modes* et leurs *degrés*. Sous l'influence des éléments étiologiques indiqués dans notre formule, n°s 5 et 6, c'est-à-dire sous l'influence de l'activité de l'organisme, en possession lui-même d'éléments d'impuretés spécifiques, le pus est susceptible de subir diverses altérations d'un caractère différent. Enfin, quel qu'il soit, tout mode d'altération est réalisable à tous les degrés, depuis la plus imperceptible apparence constatable à la vue ou à l'odorat jusqu'à la décomposition putride la plus complète. Or dans ces divers états, c'est moins à la chimie qu'à l'organisme lui-même qu'il faut demander le réactif propre à déceler et à faire apprécier la nature et le degré de cette altération. Ajoutons qu'arrivé à son développement complet, le liquide purulent est différent de ce qu'il est aux deux phases extrêmes de son évolution, et les modifications chimiques que lui fait subir l'air à ces deux phases existent tout aussi bien, quoique différentes, que dans sa période d'état. Ajoutons encore qu'à la première période de la pyogénie, les parties les plus superficielles de la surface de section, frappées de mort, se détachent pour se mêler aux liquides fournis par la plaie. C'est ce dont nous avions déjà tenu compte en faisant remarquer, à l'occasion des changements immédiats opérés dans les liquides versés à la surface d'une plaie récente, que ces changements ouvrent la scène des altérations chimiques provoquées par le contact de l'air. Or ces changements n'ont pas pu exister sans réaliser comme le premier terme d'une altération, dont la décomposition du pus est nécessairement le second. Mais comme le pus des plaies n'est lui-même qu'une transformation plus avancée des premiers liquides excrétés par la plaie et déjà modifiés eux-mêmes (1), on peut, pour ne pas établir entre les différents degrés de cette transformation une solution de continuité arbitraire, on peut, dis-je, les considérer comme un seul et même fait exerçant à des périodes différentes et à des degrés différents une influence locale et générale variant suivant ces périodes et ces degrés, mais une et identique dans son essence. Or quelle est cette influence locale et quelle est cette influence générale.

Localement, le contact des liquides altérés produit deux effets sur les éléments sensibles, vaisseaux et nerfs de la plaie : le pre-

---

(1) Ce n'est pas le lieu d'insister sur les différentes phases que présente l'exsudation des liquides versés à la surface de la plaie, et en particulier de leur transformation nécessaire jusqu'à la réalisation complète du pus; nous nous bornons à faire remarquer que ces différentes transformations du même produit participent toutes aux mêmes actions étiologiques et font toutes partie d'un fait final vers lequel elles convergent : la putréfaction. Ce que nous disons du pus lui-même s'applique donc aux différents produits qui le précèdent et par lesquels il passe.

mier, c'est, suivant la nature de l'altération, ou de maintenir ou de faire cesser le *strictum* des orifices vasculaires et par conséquent de les oblitérer ou de les ouvrir; le second effet, c'est de devenir des causes incessantes et incessamment plus actives de sursécrétion anormale et purulente. Le contact du pus provoque le pus. Ce qui arrive, lorsqu'une goutte de pus introduite dans le tissu cellulaire provoque la formation d'un abcès, se répète tout aussi bien à la surface de la plaie. Or, en même temps que les orifices des vaisseaux afférents, ainsi stimulés, continuent à verser en abondance de nouvelles quantités de liquides purulents ou pseudopurulents qui se mêlent au pus préexistant, les vaisseaux afférents, par la continuité de l'acte circulatoire, ne cessent de se remplir, et ils se remplissent du liquide au milieu duquel ils baignent. Ce liquide, sous l'influence de la pression atmosphérique, s'insinue incessamment dans les canaux ouverts, et y porte tous les éléments dont il se compose, à moins toutefois que les extrémités vasculaires absorbantes ne soient encore dans l'état de resserrement (*strictum*) caractérisant la première période de la paralysie organique : auquel cas l'absorption n'aurait lieu que par imbibition ou par endosmose. Je suis très-disposé à admettre cette phase ou condition de la plaie pour expliquer les cas de non-résorption du pus à cette période. Toutefois l'effet contraire me paraît être l'état le plus général, c'est-à-dire celui où le contact du pus altéré réalise le second degré de la paralysie organique, c'est-à-dire le relâchement, le *laxum* des extrémités vasculaires absorbantes et par conséquent leur ouverture permanente (1).

----

(1) Indépendamment des réserves ci-dessus, il faut distinguer dans le fait de la pénétration des liquides dans les canaux ouverts à la surface de la plaie deux catégories de vaisseaux : les *veines* et les *vaisseaux absorbants* proprement dits. Les premières divisées en un point de leur trajet et par conséquent se prêtant directement au mouvement d'aspiration provoqué par l'acte respiratoire; les seconds, les vaisseaux absorbants proprement dits, n'agissant

Il y a donc là, si je ne m'abuse, dans toute plaie suppurante un double mouvement non interrompu d'apport et de transport, et par conséquent une pénétration incessante du liquide purulent sécrété et versé à la surface des plaies ; pénétration qui porte au loin, dans le torrent circulatoire, ce qui n'était primitivement qu'à la surface de la plaie. Pour que ce fait capital soit indéniable, je ne résiste pas à lui donner une nouvelle base, quoique ce que l'on sait de l'absorption à la surface des plaies et ce que l'on peut induire du fonctionnement général de toute surface absorbante soit suffisante pour établir la réalité du commerce que j'ai dit exister entre les liquides versés à la surface des plaies et l'appareil circulatoire tout entier. Voici donc un supplément de preuves irrécusables.

On savait depuis Barry que la pression atmosphérique pouvait exercer une certaine influence sur l'absorption. Une ventouse appliquée sur un point de la peau inoculé par la vaccine ou autre agent virulent a pour effet de suspendre la pénétration de cet agent. La science en était restée là : lorsque, par suite de mes expériences sur la raréfaction des cavités closes, produite par les déplacements des organes qu'elles confinent, je crus voir que le corps tout entier pouvait être considéré lui-même comme enfermé dans une cavité close, dont la peau est la circonscription extérieure. Il résultait de ce point de vue, que tous les organes périphériques, séparés de la peau par la couche de tissu cellulaire sous-cutané,

---

à la surface de la plaie que comme ils agissent dans tous les points de l'économie. Or si la pénétration des liquides de la plaie dans les veines ouvertes et les lymphatiques est un fait incontestable et de notion vulgaire. il n'en est pas de même de l'absorption par les vaisseaux absorbants ordinaires. Ceux-ci, en effet séparés du centre circulatoire par de longs intermédiaires, sont considérés comme dépossédés de l'influence exercée sur les veines par l'acte respiratoire. Il n'est donc pas superflu de démontrer directement que l'absorption générale comme l'aspiration des troncs veineux ou lymphatiques divisés concourent toutes deux, et en vertu d'une même force, au même résultat.

pouvaient, dans les mouvements inspiratoires et autres mouvements de totalité, réaliser au sein de ce tissu, des espaces mobiles à tension moindre que la tension atmosphérique ; d'où un appel incessant de l'extérieur à l'intérieur pour balancer la différence de pression des deux milieux. Si cette considération était fondée, une simple expérience devait la mettre hors de toute contestation. C'est ce qui eut lieu en effet. Je pratiquai à la surface du derme dorsal de deux lapins une même érosion. Chez l'un des deux lapins je fis une insufflation sous la partie de la peau correspondante d'une certaine quantité d'air, de façon à soulever la peau et à former avec elle une large ampoule. Chez l'autre lapin je ne fis aucune insufflation. Les choses étant ainsi disposées, je déposai à la surface de chaque plaie une goutte d'acide hydrocyanique. Le lapin sans ampoule tomba immédiatement comme foudroyé ; le lapin avec l'ampoule continua, au contraire, comme si de rien n'était, à marcher, sauter, courir, pendant plus d'une heure. Après cette épreuve, je débarrassai son tissu cellulaire de l'air que j'y avais introduit, et une nouvelle goutte d'acide prussique (1) le foudroya, comme le lapin précédent. Cette expérience, que j'ai répétée bon nombre de fois, mais que je n'ai jamais publiée, m'a permis d'établir que l'absorption, sur le mécanisme de laquelle la physiologie en est encore aux conjectures, est véritablement l'effet de la pression atmosphérique agissant sur des surfaces doublées d'espaces à tension moindre que la tension ambiante (2). Or, en

---

(1) Lorsque l'on enlève l'air injecté sous la peau, très-peu de temps après l'y avoir introduit, il n'est pas nécessaire de recourir à une nouvelle dose de l'acide : la première goutte suffit pour produire la mort de l'animal, ou au moins les accidents de l'intoxication.

(2) J'ai fait d'ailleurs, il y a plus de vingt ans, dans le laboratoire de notre éminent et regretté collègue M. Payen, et avec le concours de son préparateur M. Poinsot, des expériences qui établissent le fait des variations de pression au sein des espaces sous-cutanés, sous l'influence de l'acte respiratoire et autres mouvements du corps.

appliquant cette donnée toute expérimentale au mécanisme de l'absorption des liquides répandus à la surface des plaies, on ne saurait méconnaître que cette absorption doit être constante, non interrompue, et qu'elle établit, comme je l'ai dit, un échange continuel entre les produits locaux de la plaie et le torrent circulatoire, qui reçoit et alimente tour à tour ces produits (1).

La conséquence première et immédiate de cet ordre de faits, c'est que les liquides produits et versés à la surface de la plaie, aussi bien que ceux qui y stagnent, de quelque nature qu'ils soient, à quelque degré d'altération qu'ils se trouvent, pénètrent incessamment dans l'organisme et y introduisent les éléments morbides dont ils sont imprégnés. Ici commence donc la série des réactions pathologiques que l'observation particulière a morcelées, mais que l'observation étiologique réunit, enchaîne, coordonne et explique.

---

(1) En invoquant cette loi générale de l'absorbtion constante et non interrompue, nous ne méconnaissons pas qu'il peut exister, indépendamment de l'occlusion spasmodique des extrémités vasculaires, d'autres circonstances capables d'en neutraliser l'action. Ces circonstances se résolvent en trois causes principales : 1° la disproportion entre le diamètre des éléments à absorber et le diamètre des canaux absorbants; 2° l'obturation accidentelle spontanée ou provoquée des vaisseaux absorbants; 3° l'anéantissement passager de la condition principale de l'absorption, à savoir, la cessation accidentelle de la différence de pression entre le milieu ambiant et le milieu sous-cutané ou confiné, comme par exemple, l'existence d'un emphysème. Ces circonstances, au lieu de contredire notre théorie de l'absorption, n'en seraient que la confirmation : c'est en cela que le dicton vulgaire, « l'exception confirme la règle », est fondé.

DEUXIÈME PARTIE

FORMES ET DEGRÉS DE L'INTOXICATION PURULENTE.

Avant de procéder à l'exposition des différentes formes sous lesquelles peut se manifester l'intoxication purulente, je crois devoir dire pourquoi j'ai adopté cette expression générique pour indiquer tous les cas possibles d'empoisonnement produits par l'entrée du pus dans l'organisme, de préférence à ceux de *septicémie*, de *résorption* ou d'*infection purulente*, de *résorption* ou d'*infection putride*. C'est d'abord parce qu'il y avait nécessité pour la doctrine que je professe de trouver une appellation qui pût comprendre tous les cas particuliers qui s'y rapportent, et ensuite parce que cette appellation ne circonscrit pas, comme toutes les autres, dans un seul ordre de phénomènes, les phénomènes si nombreux, si variables et si complexes de l'intoxication purulente. Le terme de *septicémie*, par exemple, qui fait préjuger du siége de l'empoisonnement, qui limite son action à un ordre particulier des humeurs de l'économie, outre qu'il ne spécifie pas assez la nature de l'empoisonnement du sang, ne comprend pas tous les faits, et ne répond ni à l'étendue ni à la succession de ses effets sur les organes et sur l'organisme. Le sang peut être envahi par plus d'une sorte de matières toxiques, et celles-ci donner lieu à plusieurs espèces de septicémies. Il est donc préférable d'employer un mot qui exprime tout à la fois la nature spéciale de l'empoisonnement et la grande généralité de ses effets. Il n'est pas bien démontré d'ailleurs qu'à la limite extrême de sa puissance toxique, le poison purulent ait besoin de parcourir tout le torrent circulatoire pour atteindre les grands ressorts de l'organisme. Le terme d'*intoxication purulente* me paraît donc réunir seul les conditions d'exactitude et de généralité exigées par l'ordre de faits auxquels il s'applique.

Cette question de nomenclature réglée, j'aborde les différentes formes de réaction de l'intoxication purulente.

Des deux faits établis dans la première partie de ce travail, à savoir : 1° que les liquides sécrétés à la surface de la plaie exposée contractent fatalement, à un moment donné, un certain mode et un certain degré d'altération; 2° que ces liquides, incessamment soumis aux lois de l'absorption, pénètrent sans interruption dans le torrent circulatoire : de ces deux faits, dis-je, résulte cette conséquence que l'organisme tout entier subit lui-même, sans interruption, tous les effets de ce contact. Or dans quelles conditions, à quelle époque et sous quelles formes ce contact réalise-t-il un degré quelconque d'empoisonnement?

Tous les auteurs, sans distinction, qui se sont occupés de cette grave question, ont arbitrairement scindé ou mutilé l'évolution des accidents, que nous considérons, nous, comme procédant sans interruption d'une même origine. Les uns, ne prenant qu'un accident ou une période de cette évolution, y ont circonscrit la maladie sous le nom de *résorption purulente* ou de *résorption putride;* les autres, embrassant toute l'étendue du mal, mais sans en admettre l'unité et la continuité, y ont taillé arbitrairemet des maladies d'origine et de caractère différents, comme la *septicémie* et la *pyoémie;* d'autres encore, partant de périodes plus avancées, ont divisé la maladie en deux états extrêmes et différents : l'*infection purulente* et l'*infection putride*, etc.

Pour nous, la maladie, une dans sons essence physiologique, une dans son développement, une à toute ses périodes, n'est que l'expression continue des différents termes de la formule étiologique que nous avons assignée à l'acte de la purulence normale et pervertie, dont l'évolution présente des périodes et des modalités différentes, mais dont l'unité se révèle incessamment par des caractères univoques quoique sous les apparences de la diversité.

Cette proposition générale est établie par deux ordres de faits :

Premièrement, à toutes les phases du travail physiologique de la pyogénie, ce sont les mêmes éléments organiques et chimiques qui subissent l'action des causes d'altération, et cette action, la même à son début, comme à ses différentes périodes, c'est-à-dire la fermentation putride, aboutit, dans tous les cas, à un seul et même résultat, à un seul et même produit : la putréfaction.

Secondement, soumises au contrôle des réactions organiques, les différentes altérations des éléments physiologiques du pus, produisent le même genre d'empoisonnement.

J'ai dit, que l'Académie veuille bien le remarquer, *travail physiologique de la pyogénie* éléments *physiologiques du sang et du pus,* parce que ce travail, toujours identique quand il s'exerce sur les éléments physiologiques, y rencontre des conditions d'identité et de fixité qui assurent l'invariabilité du résultat. C'est à ce titre, mais à ce titre seulement, qu'il est permis d'espérer qu'on arrivera un jour à dégager de toutes les combinaisons qui l'environnent le principe toxique commun qui relie toutes les formes de cette catégorie d'intoxications purulentes.

Mais le creuset organique où s'élabore la pyogénie ne renferme pas toujours que des éléments physiologiques; ce travail est fréquemment compliqué d'un état pathologique antérieur, ou d'éléments hétérogènes provenant soit du dehors, soit du dedans, et qui viennent se mêler aux éléments de la purulence normale et impriment à ses produits le cachet de leur origine. Il y a donc en dehors et au delà du cercle de la purulence physiologique des combinaisons capables de donner naissance à des principes toxiques autres que celui qui procède exclusivement de la purulence physiologique. Ainsi l'intoxication purulente qui se développe à la suite d'une blessure ou d'une opération chez un individu sain d'ailleurs, et celle qui se manifeste au cours d'une variole confluente, ne sauraient être considérées comme produites par le même agent septique.

Cette distinction, indispensable au début de l'étude des formes de l'intoxication purulente, motive les deux divisions principales que nous croyons devoir établir dans l'étude de ces formes, à savoir, les *intoxications purulentes simples* et les *intoxications composées :* les unes et les autres se subdivisant en intoxications *aiguës* et en intoxications *chroniques*.

§ I. — LES INTOXICATIONS PURULENTES SIMPLES.

Une plaie traumatique simple étant donnée, à quelle époque du travail pyogénique commence l'intoxication purulente? Est-ce, comme on l'a dit, au début de la fièvre traumatique, et cette fièvre est-elle un premier symptôme de septicémie? La solution de cette question est beaucoup plus difficile qu'on n'a paru le croire. Pour l'école allemande, la moindre élévation de température est le signal du passage dans le sang des premiers déchets altérés de la plaie (1). Pour moi, les choses ne vont pas aussi vite, et la fièvre traumatique, à son debut du moins, reçoit une impulsion d'une autre origine ; il sufit pour s'en assurer de voir les choses d'un peu plus près.

La réaction qui caractérise la fièvre traumatique n'est pas toujours générale, et on peu dire même qu'elle ne l'est jamais à son début. Si comme il est vrai, l'élévation de la température en est le cacactère le plus significatif, on peut toujours constater qu'avant

---

(1) Cette première différence entre les idées allemandes et les nôtres est d'autant plus utile à signaler qu'elle sert à maintenir et à concilier la doctrine ancienne dans ce qu'elle avait de fondé avec la nôtre, qu'un des derniers orateurs de l'Académie a enveloppée dans la même proscription avec la doctrine allemande.

de se manifester dans tout l'organisme, elle se signale autour de la plaie, et dans beaucoup de cas, elle ne va pas plus loin. On peut dire que dans ces cas, la fièvre traumatique se circonscrit autour de la plaie. Dans ces cas restreints, la plaie seule a la fièvre, c'est-à-dire que la chaleur, les battements artériels, la turgescence hypérémique des parties accusent seuls la réaction. Or peut-on mettre cette période inititiale et locale de la fièvre traumatique sur le compte de la septicémie? Personne n'y songera, je suppose, et l'on ne pourait se soustraire aux conséquences de cette impossibilité, qu'en refusant de reconnaître dans cette première réaction le caractère que nous lui donnons. Mais, quelque signification qu'on lui attribue, elle constitue un fait avec lequel il faut compter et auquel il faut trouver une cause. Cette cause n'est autre que la mise en action de l'élément nerveux mutilé ou altéré de la plaie réagissant contre le contact de l'air. Or les acquisitions les plus récentes de la physiologie contemporaine n'établissent-elles pas que la section de quelques filets nerveux du système ganglionnaire a précisément pour résultat de provoquer dans le point lésé un développement de calorique? Cela satisfait à coup sûr beaucoup plus qu'un empoisonnement du sang, qui circonscrirait ses effets autour d'un moignon.

Mais suivons les conséquences physiologiques de cette première réaction de l'élément nervoso-vasculaire de la plaie. D'ordinaire cette réaction, lorsque la plaie a une certaine importance, après avoir été momentanément locale, devient générale, et la fièvre traumatique s'y caractérise dans tous ces attributs. Dira-t-on que cette extension n'est pas le développement du même fait, le retentissement dans tous le système de ce qui n'avait d'abord ébranlé qu'une de ses parties? Mais qu'on augmente, par une provocation plus accentuée de l'élément nerveux de la plaie, l'étendue et l'intensité de la réaction, qu'on irrite la plaie jusqu'à ce que la fièvre générale s'allume, et on n'aura pas besoin de recourir à une solution de continuité du phénomène généralisé pour en attribuer une partie à l'irritabilité nerveuse et une autre à la septicémie. Mais j'ai à ma disposition toute une catégorie de faits dans lesquels l'importance de la lésion impliquait un grand développement de la fièvre traumatique, et que j'ai généralement circonscrit dans les parages de la plaie. C'est là un des résultats les plus curieux de l'emploi de l'occlusion pneumatique. Dans une série de plaies que j'ai soumises à cette méthode durant le siége de Paris, j'ai constaté, en effet, que l'application des appareils était suivie d'un double résultat presque immédiat. Toute douleur cessait ; mais le membre lésé devenait presque toujours le siége d'un développement exagéré de chaleur, sans que ce développement dépassât sensiblement les parages de la plaie, et sans qu'il provoquât de mouvement fébrile proprement dit.

Dans les cas de cette sorte où la fièvre traumatique, réduite d'ailleurs dans ses autres éléments, s'est en quelque façon localisée, dira-t-on que la portion du phénomène empêché eût été tributaire d'une cause autre que celle qui, sans cet empêchement, l'eût produit tout entier? Il faut donc bien admettre que, dans ces cas, l'importance de la plaie sans l'occlusion eût entraîné une réaction proportionnée de la lésion nerveuse, et celle-ci une réaction fébrile d'une importance égale.

Mais il y aurait d'autres considérations à faire valoir pour détacher de l'altération septicémique les premiers linéaments de la fièvre traumatique. N'apparaît-elle pas souvent dans des conditions où il n'existe encore aucune altération des éléments histologiques de la plaie, et même dans des conditions où il n'y en aura jamais ? Ainsi n'a-t-on pas vu, pendant le siége, bon nombre de blessés arriver du champ de bataille avec tous les développements de la fièvre traumatique, et n'a-t-on pas remarqué, comme j'ai cru le faire, que ceux-là étaient assez souvent les moins exposés à une fin fatale ? Cette précocité de la fièvre traumatique ne contraste-t-elle pas, dans bon nombre de cas, avec un très-grand retard de son apparition? N'a-t-on pas vu des blessés, gravement blessés, chez lesquels aucun symptôme de réaction ne s'est manifesté avant le cinquième ou le sixième jour?

La fièvre traumatique éclate encore, ai-je dit, dans des cas où il n'y aura jamais d'altération des produits de la plaie. Tels sont certains cas de plaies sous-cutanées dans lesquelles une augmentation notable de la température se manifeste momentanément dans les parties opérées, s'étend même à tout l'organisme, pour cesser quelques heures après. C'est la fièvre traumatique ébauchée et avortée. Dans ces cas, la cause traumatique a été, comme dans la catégorie des plaies ouvertes soumises à l'occlusion, arrêtée, neutralisée par la soustraction au contact de l'air de l'élément nervoso-vasculaire de la plaie.

Mais portons nos regards plus haut et plus loin.

Les faits précédemment analysés ne permettent-ils pas de considérer par induction la fièvre qui signale le début de toutes les phlegmasies organiques comme la reproduction en grand du premier stade de la fièvre traumatique? C'est de cette façon du moins que, pour mon compte, je les envisage, et je les envisage ainsi parce que je leur trouve une origine commune et un lien commun ; la *paralysie organique*.

Ce premier compte réglé au profit du début de la fièvre des blessés, nous abordons sans hésitation le moment où cette fièvre reçoit une nouvelle impulsion et acquiert un nouveau caractère. Je veux parler du moment où le second élément étiologique de la purulence, l'élément chimique, produit tous ses effets. Or pour légitimer cette scission entre des phénomènes en apparence continus, il est indispensable que l'entrée en exercice de l'élément étiologique auquel on l'attribue, soit marqué par quelque modification symptomatologique qui lui est propre. Eh bien, cette modification existe, et elle s'accuse doublement par un changement dans la plaie et par un changement dans la physionomie de la fièvre.

Dans la plaie, c'est le moment où les extrémités vasculaires se débarrassent des petits caillots qui les oblitéraient, et elles s'en débarrassent sous l'influence de cette seconde période de la paralysie organique, le *relâchement* des parties. Dès ce moment les liquides de la plaie acquièrent de la consistance ; ils sont chargés des débris et des caillots éliminés ; ils ne sont plus ni de la sérosité pure, ni du sang, et ils ne sont pas tout à fait encore du pus : ils sont un mélange de produits morts, dont un commencement d'altération se traduit par une odeur *sui generis* quelquefois très-prononcée. C'est alors que l'absorption, un instant empêchée, ou amoindrie par l'oblitération passagère des orifices capillaires, rentre en activité. Le relâchement de ces derniers favorise l'entrée des matières où ils baignaient, et, consécutivement, la pénétration, dans les voies circulatoires, des restants de caillots qui bouchaient leur lumière. Cette pénétration est le signal de la fièvre traumatique septicémique. Or, cette action des éléments altérés dans le sang s'accuse par une modification correspondante de l'appareil fébrile. A moins d'une quantité exceptionnelle d'éléments toxiques introduits, la fièvre éprouve ordinairement une double modification : le poul se ralentit et la marche de la fièvre prend le caractère de la rémittence. Cet état, qui coïncide avec l'achèvement du travail pyogénique, dure en conservant le même caractère jusqu'à la fin de cette période, si la marche de la pyogénie n'est entravée par aucune cause intercurrente. Il ne s'agit donc jusque-là que d'un état fébrile régulier, modéré, en rapport avec une nature et un degré d'intoxication pour ainsi dire physiologique.

On pourrait ne voir dans ce commentaire de faits, que tout le monde a sous les yeux, qu'une simple explication ; mais voici un supplément de preuves :

L'Académie sait que je traite aujourd'hui toutes les plaies *exposées*
par l'occlusion pneumatique ou aspiratrice. Le premier effet de ce
mode de pansement est de fermer toute communication des plaies avec
l'extérieur, et de chasser incessamment de l'enveloppe où elles sont
enfermées ce qui peut incidemment y pénétrer. Qu'il me soit permis
de rappeler en passant que ce n'est que par la plus arbitraire confusion des choses qu'on a prétendu isoler ces deux modes d'action
qui caractérisent ma nouvelle méthode, l'*occlusion* et l'*aspiration* .
Si des publications qui datent de près de trente ans n'assuraient
pas explicitement à la méthode l'entière possession et la possession
réfléchie de ces deux éléments d'action, je ferais remarquer une
dernière fois que la mise en activité de l'occlusion pneumatique ne
saurait avoir lieu qu'à la condition de réaliser en même temps et
d'emblée l'aspiration et l'occlusion, c'est-à-dire les deux propriétés
qui caractérisent la méthode. Je n'en ferais pas la remarque si un
de nos honorables collègues, M. Gosselin, n'avait, dans son
dernier et si lumineux discours, motivé cette explication, en
attribuant à qui n'y a aucun droit l'invention de *l'aspiration.*

Or, lorsque les plaies suppurantes sont soumises à l'aspiration
continue, celle-ci attire au dehors les liquides versés par la plaie et
suspend toute entrée de ces liquides dans les vaisseaux ouverts à
leur surface. De là, supression de la fièvre de la première
période de la purulence. Mais je dois exprimer immédiatement
une réserve importante au profit d'un groupe de faits, dans
lesquels cette suppression de la fièvre traumatique n'a pas lieu :
c'est lorsque la suppuration ou une partie de la suppuration est
interstitielle, sans communication avec la surface de la plaie. Dans
cette catégorie de faits, si on n'ouvre pas immédiatement une
communication entre le pus cloisonné et le pus de la surface, non-
seulement l'aspiration reste stérile et la fièvre continue, mais il
peut même arriver qu'elle augmente par suite d'une absorption
plus considérable et d'une altération plus grande du pus non

aspiré : absorption favorisée par la compression de l'appareil. Nous verrons plus loin les conséquences à tirer de cet ordre de faits.

Jusqu'ici donc, la marche de la purulence n'a été marquée que par cette fièvre que j'appellerai normale, et que je crois être fondé à attribuer à la pénétration incessante du pus normal dans le sang. Je suis obligé de m'arrêter un instant sur cette période pour me débarrasser de deux doctrines suffisamment puissantes pour être prises en considération, je veux parler, premièrement, de la doctrine qui envisage l'entrée du pus, même physiologique, dans le sang comme le signal de la *résorption purulente*, et qui construit sur cet accident supposé tout l'échafaudage de la théorie de l'infection purulente (1) ; secondement, de la doctrine allemande, qui prend dans le phénomène continu de l'absorption, dont elle méconnaît la continuité, deux incidents dont elle fait deux états pathologiques distincts : la *septicémie* et *l'infection purulente*, et qui sépare ces deux états, non pas comme opposés, mais comme différents par leur mécanisme, leurs symptômes et leurs lésions (2). Quelques mots suffiront pour nous mettre en règle avec chacune de ces deux doctrines.

La première, la doctrine de l'infection purulente par résorption accidentelle du pus, ne tient compte ni de l'absortion continue des plaies, ni par conséquent de l'entrée incessante des liquides de la plaie dans le torrent circulatoire ; elle supprime ainsi deux ordres de faits : l'intoxicatien initiale des liquides de la première période et l'intoxication purulente proprement dite par l'absorption continue du pus normal. Elle ne fait commencer en réalité les accidents de l'infection purulente qu'à l'absorption du pus déjà altéré, qu'elle considère comme du pus normal, méconnaissant jusque-là le

---

(1) Sédillot, *De l'Infection purulente.*
(2) Bilroth, *loco citato.*

caractère de continuité de la fièvre liée à la continuité de l'absorption initiale.

La seconde doctrine, la doctrine allemande, étendant plus loin l'observation des faits, n'a d'autre tort à mes yeux que d'établir entre eux une séparation (je ne dis pas opposition) mal justifiée, et de ne considérer comme la précédente le fait de la pénétration des liquides altérés de la plaie que comme éventuelle, et seulement alors que cette pénétration s'annonce par des accidents extraordinaires : elle méconnaît ainsi la continuité de l'intoxication et n'aperçoit pas les symptômes de moindre importance qui établissent et accusent cette continuité. Cette école pèche donc tout à la fois par omission et par commission.

Je reprends la série de mes observations.

Lorsque le travail de la purulence ne se complique d'aucune influence étiologique autre que celles qui réalisent la purulence physiologique, les accidents ne vont pas au delà de la fièvre traumatique normale. Mais les éléments étiologiques 4 et 5 de notre formule entrant en action, la scène change, et avec eux commencent les accidents qui leur sont propres. Or ces éléments, les *ferments répandus dans l'air* et les *ferments de l'organisme* donnent immédiatement naissance à la seconde catégorie des intoxications purulentes : aux *intoxications composées*.

§ II. — Intoxications purulentes composées.

Le point de départ de cette catégorie d'intoxications est donc l'intervention des éléments étiologiques dont le caractère d'action est de provoquer d'emblée la putréfaction du pus : non que je leur réserve ce privilége à l'exclusion de l'air lui-même réduit à ses éléments chimiques ; car je maintiens à ces éléments la faculté de compléter à un moment donné la putréfaction sans le concours de ferments atmosphériques ou organiques. Mais comme les deux ordres d'altérations produisent, à un certain moment, des accidents analogues, sinon de la même nature, je les rapproche pour cet instant de leur action, sauf à réserver à la spécificité de chacun d'eux le caractère particulier qui lui appartient.

Mais, avant d'aller plus loin, arrêtons-nous un instant sur les deux éléments étiologiques qui tiennent la catégorie des intoxications purulentes composées sous leur dépendance.

Ce que nous avons dit dans la première partie de ce travail des ferments atmosphériques suffit pour établir leur existence et caractériser leur action. On ne saurait voir dans cette action un développement physiologique de la réaction qui est exclusivement renfermée dans le cercle des éléments normaux de l'économie; et leur produit doit être, comme cette action elle-même, d'une nature spéciale. Cela nous suffit pour le moment.

Mais l'intervention de l'organisme, par ses apports et par sa spontanéité, est, suivant nous, d'une bien autre importance, importance pourtant à peu près méconnue jusqu'ici. C'est pourquoi l'Académie me permettra de m'y arrêter quelques instants.

Établissons d'abord un premier fait qui, sous les apparences d'une croyance vulgaire, consacre une vérité de la plus haute importance. On dit vulgairement qu'un homme est sain ou qu'il est malsain, pour exprimer que son sang est pur ou entaché de principes morbifiques susceptibles de se révéler à un moment donné comme cause ou complication de maladie. Ce point de départ, d'une généralité banale, est pourtant celui que la science peut adopter pour se rendre compte, dans la discussion présente, d'une des sources les plus puissantes d'intoxications purulentes composées. Par hérédité ou par acquisition, l'organisme peut se trouver en puissance de cachexies, d'éléments morbides latents, propres à l'âge, au tempérament, à l'idiosyncrasie de l'individu.

Ces éléments, qui s'accroissent de la rétention éventuelle des produits excrétés ou de la désassimilation organique, sont autant de ferments que rencontrent les éléments du pus résorbé. Des combinaisons nouvelles résultènt de cette rencontre. Ce n'est donc déjà plus le principe toxique d'apport, c'est un produit nouveau résultant de la mise en rapport des éléments introduits avec les éléments préexistants. Ce n'est pas tout. Que devient le sang ainsi modifié, ainsi contaminé? Il continue à servir de générateur au pus nouvellement versé à la surface de la plaie; si bien qu'à la dernière étape de cette pérégrination, à travers l'organisme, du principe contaminant, ce principe, de métamorphose en métamorphose, de génération en génération, arrive à se compliquer de tout ce qu'il a recruté sur sa route et à servir, au terme de son parcours, de nouveau germe d'empoisonnement.

Mais en même temps que l'organisme reçoit et recrute de nouveaux éléments de septicité, il les féconde et les reçoit, et c'est en cela qu'il donne un puissant témoignage de sa spontanéité.

Citons quelques exemples de cette double source de contamination purulente et de multiplication de ses produits.

Lorsqu'une blessure est soumise à l'occlusion pneumatique, elle ne peut, une fois complétement isolée de l'extérieur, recevoir du dehors de nouveaux germes, de nouveaux agents d'altération et d'infection. Cependant il m'est arrivé, durant le siége de Paris, de faire cette remarque : c'est que, chez des individus atteints de suppurations secondaires provoquées par des esquilles ou des portions de vêtements restés dans la plaie, le pus, renfermé dans des espaces isolés de la plaie principale, avait souvent contracté une altération profonde ; il était verdâtre et d'une odeur infecte ; il contrastait ainsi avec l'odeur du pus qui occupait la surface de la plaie principale. Cette observation, je l'ai répétée jusqu'à cinq fois chez le même individu qui avait reçu deux coups de feu au même genou, dont l'un, ayant intéressé l'articulation, avait laissé une moitié du projectile dans les chairs, l'autre moitié dans la partie postérieure et inférieure du fémur. Or, chez cet individu, de très-mauvaise constitution d'ailleurs, anémique et lymphatique, chacun des phlegmons secondaires qui se sont développés autour de l'articulation n'étaient que contigus aux plaies ; ils étaient cloisonnés dans le tissu cellulaire, et c'est plutôt par les accidents généraux d'infection purulente à son début qui se renouvelaient à chaque phlegmon nouveau que j'étais averti de leur existence. En ouvrant ces phlegmons on pouvait constater, par une fétidité prononcée, la très-grande différence du pus qu'ils renfermaient d'avec le pus des autres plaies superficielles. J'ai réitéré la même observation sur plusieurs autres blessés, avec des circonstances bien propres à exclure toute idée d'infection de provenance extérieure, et à donner, au contraire, à l'altération spéciale du pus nouveau, une origine toute interne. Mais un fait beaucoup plus général, qui m'a été révélé par plusieurs autres blessés, c'est que lorsque chez eux un nouveau phlegmon inaperçu, causé par des esquilles ou des débris de vêtements, venait traverser la guérison de la plaie initiale, j'en étais averti non-seulement, comme dans les cas précédents, par des symptômes d'intoxication générale, mais par un changement cette fois dans la consistance et l'odeur du pus superficiel. Dans ces faits il se manifeste donc un élément d'action d'une origine et d'une nature toute spéciales. Chez les blessés ainsi atteints, la face livide ou plombée, les fonctions digestives troublées, l'appétit disparu, le dégoût de la viande, les nausées, la diarrhée, la toux, l'oppression et les sueurs nocturnes attestent, comme je le dirai plus loin, non-seulement un nouveau surcroît de résorption des liquides altérés, mais un nouveau surcroît d'altération de ces liquides. Dans ces cas, en effet, qui oserait nier que les produits d'une digestion et d'une respiration aussi compromises versés dans un sang déjà altéré, n'ajoutent de nouveaux éléments d'altération à ceux qui sont fournis incessamment par la résorption des foyers purulents préexistants?

Enfin, il n'est pas rare de voir chez des individus, atteints d'abcès par congestion liés à une altération tuberculeuse des vertèbres, passer tout à coup du calme à l'agitation; le point malade devient le siége d'une sensibilité insolite, la fièvre s'allume; et, lorsqu'on ouvre l'abcès, on constate que le pus en est profondément altéré : il exhale une odeur infecte. C'est à cette alteration spontanée d'origine interne qu'est due indubitablement le brusque changement qui s'est opéré dans la santé du malade.

La signification des faits particuliers que je viens de citer peut se compléter par quelques faits plus généraux.

Déjà à l'occasion des discussions sur la fièvre jaune, la fièvre puerpérale, j'ai énoncé cette doctrine qui n'est elle-même qu'un fait général, à savoir, qu'une fois en possession d'un principe morbide, l'organisme a la faculté de le multiplier, de le développer, de l'aggraver; de telle sorte que chaque malade, en généralisant la maladie dont il n'a reçu que le germe, devient un large foyer d'infection pour lui-même aussi bien que pour son entourage. Il suffit, pour assurer la plus grande autorité à cette proposition, de citer la variole et la fièvre puerpérale. Dans la variole, l'étendue de l'éruption, le nombre et le volume des pustules ne sauraient laisser aucun doute à cet égard. Dans ces cas, l'organisme est donc un multiplicateur du principe contaminant.

Mais combien la fièvre puerpérale est plus éloquente encore pour témoigner d'un accroissement continu en quantité et en qualité des éléments toxiques. Une épidémie de fièvre puerpérale éclate dans un service. A son début les malades luttent : quelques-unes succombent, d'autres résistent, et chez les unes et les autres la lutte se prolonge. Bientôt le nombre des malades augmente, et, avec cette augmentation du nombre, la maladie croît en intensité. Peu de malades guérissent, et la lutte est déjà plus courte,

Enfin, à la période extrême de l'épidémie, toutes les malades sont prises et toutes succombent en quelques heures. Ce sont là des faits observés cent fois, et j'ai eu pour mon compte l'occasion d'assister dans le service de notre éminent collègue M. Louis, à l'Hôtel-Dieu, une lamentable épidémie de ce genre. Qu'est-ce que cela, si ce n'est le développement incessant en quantité et en qualité d'un poison partant d'abord d'une purulence presque normale, croissant avec chaque individu; c'est-à-dire, n'est-ce pas, recevant de chaque individu comme par une sorte de recoobation du principe toxique, à travers son organisme, un nouveau degré d'activité, un nouvel élément de virulence? Si on n'avait pas assisté au point de départ de la maladie, on croirait difficilement à cet accroissement incessant, dont le dernier terme n'offre pour ainsi dire plus rien d'analogue avec le premier.

Cependant, durant ces évolutions toxiques, c'est toujours le même principe, mais accru et modifié, en conservant néanmoins, dans cette série de métamorphoses, sa spécificité initiale. Il importe de bien faire cette distinction entre la virulence spéciale de chaque fermentation purulente composée — conformément à la doctrine de MM. Pasteur et Berthelot — et cette manifestation sériale incessamment variée d'un même poison conservant néanmoins, à chacune de ses phases, l'essentialité virulente de son origine. Le fait de la puerpéralité est donc là pour témoigner à lui seul d'une spécificité étiologique qui se conserve à travers toutes ses manifestations, et il en témoigne comme cas particulier du système général de la contingence étiologique, qui diversifie presque à l'infini tous les cas possibles d'intoxication purulente composée, laquelle emprunte ses éléments de diversité aussi bien aux ferments de l'air qu'à ceux de l'organisme. Je m'abstiens pour le moment de développer cette formule générale dont chacun peut prévoir tous les termes depuis la purulence scrofuleuse ou tuberculeuse jusqu'à celle du varioleux, du syphylitique et du cancéreux. Tous, en effet, sont susceptibles de suppurer à tous les degrés, et avec tous les genres d'altération de leur pus; et il n'est personne qui osât affirmer que chez tous, comme chez chacun de ces individus atteints de septicémie, il n'y ait pas dans leur empoisonnement autre chose qu'un poison commun à tous.

Nous voici donc en possession d'un élément étiologique capable de rendre compte de faits qui avaient échappé aux doctrines régnantes, à savoir la multiplication incessante en qualité et en quantité de l'élément toxique chez chaque individu en proie à une suppuration de mauvaise nature.

Il s'agit maintenant de mettre ces éléments d'intoxication purulente complémentaire en regard des effets qu'ils produisent. Mais pour bien comprendre ces effets, il est indispensable de les détacher par un trait caractéristique de ceux qui appartiennent à la catégorie des intoxications purulentes simples. Or, dans ces dernières, ce trait caractéristique est fourni par l'état du pus et l'état du malade. Le pus ne présente aucune altération ni dans sa couleur, ni dans son odeur, ni dans sa consistance, il est réputé du pus louable, du pus sain, du pus normal. Mais, par son entrée incessante dans l'économie, il produit et entretient la fièvre traumatique, et cette fièvre lui imprime son cachet : c'est du pus *fébrile;* et, à part ces deux conditions, qu'on peut définir : la période physiologique de la suppuration, l'état général de l'économie ne manifeste aucun trouble. Voilà donc un point de départ accentué pour l'intoxication purulente composée.

Pour les doctrines actuelles, les accidents qui vont surgir de cette nouvelle phase de la purulence, accidents désignés par elles sous les noms de *pyoémie, d'infection purulente, d'infection putride,* sont des accidents fortuits, éventuels, et le signal de l'entrée fortuite, éventuelle du pus dans le sang. Aussi ces doctrines ne sont averties de l'événement que par son caractère exceptionnel de gravité. Pour nous, au contraire, cette gravité n'est qu'un accroissement d'un état continu préalable, dont nous apercevons tous les degrés de transformation, absolument comme nous avons vu les premiers linéaments du choléra dans la diarrhée prémonitoire, alors qu'on faisait commencer la maladie à sa période foudroyante. Esquissons donc rapidement les préliminaires prémonitoires de la *pyoémie, résorption* ou *infection purulente* des auteurs, prémonitoires qui sont pour nous tout à la fois les liens des degrés antérieurs de l'intoxication avec ses degrés plus accusés, et les témoignages de la continuité de cette intoxication.

A ce premier degré et chez quelques individus privilégiés la présence du poison composé ne se révèle que par des formes à peine accusées : ce sont celles auxquelles, dans toutes les affections virulentes, j'ai donné le nom de *formes ébauchées*. A ce degré les malades éprouvent plutôt des malaises que des symptômes. Mais ces malaises, par leur nombre et leur étendue, trahissent déjà le théâtre que le mal va occuper. Ainsi une certaine altération des traits, des dispositions au refroidissement, de la toux, de la gêne dans la respiration, du dégoût pour les aliments, des nausées, une langue suburhale, de la flatulence et même des coliques et de la diarrhée, tel est l'ensemble de symptômes qui trahissent les premières ébauches de l'intoxication purulente composée. Il n'y a encore jusqu'ici, comme on le voit, ni frisson considérable, ni menace d'asphixie, ni aucun des symptômes auxquels on est convenu de rapporter le début de la résorption du pus, de l'infection purulente proprement dite. Cependant, il n'est pas inutile de le faire remarquer, quelque réduite qu'elle soit, cette symptomatologie prémonitoire est telle néanmoins qu'elle déborde déjà de beaucoup le cadre de l'observation ordinaire, même lorsqu'elle est appliquée à des cas d'intoxication plus prononcée. En effet, jusqu'ici les meilleurs observateurs ne tenaient guère compte que des symptômes pulmonaires : congestions, infarctus, embolies, abcès; et des symptômes nerveux : frissons, chaleur, sueurs, prostration, délire, etc. Cependant il est un ordre entier de symptômes, les symptômes gastriques dont la manifestation commence par la coloration en jaune de la langue et se termine par le vomissement et la diarrhée fétide. Ces symptômes témoignent à n'en pas douter de l'envahissement des voies digestives, estomac et intestins, par l'élément toxique; comme les symptômes pulmonaires témoignent de leur côté de l'envahissement des poumons par le même poison. Or nous verrons plus loin qu'à sa dernière expression l'intoxication purulente aiguë s'accentue aussi vivement du côté de l'estomac que du côté des poumons. Pour le moment contentons-nous de savoir qu'aux ébauches de l'intoxication purulente, il n'y a encore ni frisson, ni étouffements, ni infarctus, ni embolies, ni vomissements, ni rien enfin de cette scène effrayante qui représente si bien un abcès pernicieux avec toutes ses conséquences. Mais deux symptômes de cette période sur lesquels j'insiste d'une manière toute particulière, c'est d'une part une *toux presque incessante* avec oppression accompagnée par fois de râle sous-crépitant et sybilant, et d'autre part un commencement *d'embarras gastrique* (1).

A cette première période, à ce premier degré d'intoxication purulente composée, le pus, quoique conservant les apparences de sa consistance normale, commence à être odorant. Il n'est pas encore fétide, mais il exhale une odeur fade *sui generis* autre que celle du pus dit *louable*.

A une période plus avancée, alors qu'on n'a rien fait pour neutraliser le poison, pour l'éliminer de l'économie et pour empêcher la fermentation toxique de continuer, les symptômes précé-

---

(1) Ces deux symptômes s'observent presque toujours dans des abcès par congestion très-avancés; ils sont des indices d'une pénétration incessante du pus dans le sang, et de la nécessité de faire promptement l'opération. La cessation des mêmes symptômes après l'évacuation du pus ne laisse aucun doute à cet égard.

demment indiqués s'accentuent de plus en plus : ils témoignent tout à la fois d'un degré d'altération plus avancée du pus, d'une somme plus grande de pus intoxiqué et résorbé, et finalement d'une participation plus active de l'organisme à l'empoisonnement. Jusque-là cependant la *résorption purulente* et la *pyoémie*, pour la plupart des doctrines régnantes, n'étaient pas censés exister. Mais le moment arrive où le degré d'intoxication est tel, qu'il produit au sein de l'organisme l'effet d'un empoisonnement spontané. Le frisson, qui n'avait été qu'une tendance au refroidissement, et le vomissement, simple nausée jusque-là, éclatent alternativement ou simultanément dans toute leur violence. Le facies du malade exprime la plus grande angoisse; ses yeux, caves et cernés, ses traits crispés, sa respiration asphyxique, une sueur froide, un pouls imperceptible, attestent que la vie a reçu la plus grave atteinte : c'est un véritable accès pernicieux. Mais cet accès, qui manque quelquefois, et qu'on croyait le signal de l'entrée subite du poison, n'est donc que le complément d'un état antérieur méconnu; le mal couvait, il trahissait sa présence par l'ensemble des symptômes gastriques et pulmonaires indiqués plus haut, et la crise terminale n'a été que l'explosion d'accidents — qui fermentaient sous une forme moins violente, mais permanente — entretenus et aggravés par les ferments complémentaires de l'organisme. Cet accès n'est donc qu'une conclusion et non un début de l'empoisonnement : qu'on me permette d'en donner une dernière preuve.

On sait que, chez certains malades, l'empoisonnement purulent de cette période, de ce degré, affecte assez souvent la forme intermittente; ce qui a fait légitimement comparer la maladie aux fièvres d'accès pernicieux. Or pourrait-on raisonnablement admettre qu'à chaque accès correspondît l'entrée dans le sang d'une nouvelle ondée de pus intoxiqué? Il m'a été donné récemment de soigner un malade qui a éprouvé jusqu'à cinq fois cet accès vraiment pernicieux. Ce n'était plus qu'un cadavre, et cependant les personnes qui lui donnaient leurs soins avaient fini par ne plus être le moins du monde effrayées. On lui donnait un verre de vin chaud qui l'aidait à réagir contre la fièvre. Le fait est que le pauvre empoisonné s'en est très-bien tiré.

C'est le cas de nous arrêter, en présence de tels faits, à la doctrine qui considère l'intoxication purulente comme le résultat d'une infection miasmatique. Tout ce qui précède dit suffisamment ce qu'il faut penser de cette doctrine comme doctrine générale. Cependant, appliquée à un terme de la série étiologique de cet empoisonnement, et donnant un sens concret à ce qu'on appelle *miasme*, il est certain qu'à un moment donné il peut s'exhaler et il s'exhale des plaies suppurantes de mauvais caractère des émanations, des vapeurs tenant en suspension des parcelles de pus toxique. Il est également certain que ces émanations peuvent corrompre l'atmosphère, peuvent se déposer sur d'autres plaies, ou même entrer dans l'organisme des cohabitants par la voie pulmonaire ; tous ces cas sont non-seulement possibles, mais je ne dirai rien de nouveau en affirmant que j'ai été à même de les constater. Mais parmi les infections transmises, il faut distinguer celles qui se réalisent par la plaie ou par la voie pulmonaire chez les sujets portant une plaie, et celle qui se produirait chez des sujets exempts de toute plaie. Or j'ai eu occasion d'observer à plusieurs reprises des cas d'infection de la seconde catégorie. Ainsi j'ai pu voir chez trois soldats entièrement guéris de leurs blessures, la veille ou l'avant-veille de leur sortie, se développer tous les symptômes d'une intoxication purulente : frisson, vomissement, colique, diarrhée. La salle où étaient ces sujets touchait à d'autres salles où l'infection purulente était à son apogée et causait les plus grands ravages. Moi-même, s'il m'est permis de me citer, j'ai éprouvé des symptômes analogues, et je suis d'autant moins dans le doute sur leur signification, que c'était la quatrième fois dans ma carrière que j'éprouvais les mêmes accidents à la suite d'un séjour prolongé dans un lieu infecté et auprès de malades atteints de graves affections purulentes. A ces faits j'en ajouterai quatre autres, plus récents, observés sur quatre personnes qui ont donné leurs soins à un varioleux, mort des suites de l'infection purulente putride la plus accusée et la plus violente; le corps du malade n'était qu'une plaie, et l'atmosphère où s'exhalaient les émanations horriblement fétides de son corps était insupportable. Deux religieuses, la mère et un domestique, ont subi successivement les effets de cette infection exceptionnelle. On remarquera bien qu'il ne s'agit pas ici d'une variole transmise, mais d'un empoisonnement produit par le pus infect d'une éruption exceptionnellement confluente.

Mais là ne s'arrête pas le domaine de l'infection miasmatique. Il est une forme d'intoxication qui ne peut mieux s'expliquer que par cette voie; je veux parler de la forme diphthéritique, de la pourriture d'hôpital. Sans vouloir déposséder l'organisme d'une participation quelconque au développement de cette forme d'intoxication, on ne saurait méconnaître qu'elle se montre surtout comme le résultat d'une sorte de contagion par infection Les malades qui en sont atteints l'ont presque toujours contractée au voisinage d'autres malades précédemment diphthériques. A ce point de vue néanmoins, ce n'est qu'une sorte de semence qui, pour germer, a besoin d'un terrain préparé, et cette préparation est le fait surtout du concours de l'organisme déjà contaminé. Il faut bien reconnaître, d'ailleurs, que le premier malade n'a pu recevoir de personne le germe qu'il a transmis : c'est toujours la grande difficulté de toutes les affections virulentes, dont la contagiosité n'exclut pas la spontanéité.

Ces faits ne permettent donc pas de mettre en doute l'existence, à une période avancée de l'intoxication purulente, de certains cas d'infection véritablement miasmatique. Mais il ne faut pas donner à ces faits d'autre portée ni d'autre signification que celle d'accidents passagers et particuliers dans l'évolution d'une série morbide dont chaque terme porte avec lui sa véritable raison d'être. Au degré où les miasmes se réalisent et se répandent dans l'air, la maladie et le poison proviennent d'autres sources qu'à des degrés moins avancés; et à ces degrés le poison se confectionne chez le malade et résulte d'une première altération chimique de l'air ou d'un ferment apporté par lui. Ce n'est donc qu'à une période avancée que des parcelles de poison se détachent de la souche où il est né, pour porter ailleurs de nouveaux germes d'infection.

Je suis si disposé à admettre que dans ces conditions déterminées les choses se passent de la sorte, que j'ai pu recueillir et condenser en quelque façon le miasme toxique. J'ai placé dans un coin de la salle, où arrivaient les effluves d'une atmosphère tout à fait empoisonnée, un vase rempli d'eau; trois jours après j'ai constaté à la surface de l'eau de ce vase une pellicule irrisée d'une odeur infecte; et la couche d'eau la plus superficielle troublée avait elle-même contracté la même odeur. Cette méthode pour recueillir les miasmes atmosphérique m'a toujours réussi.

Mais les différences signalées jusqu'ici entre les faits tels qu'on les observait et considérait, et la manière dont nous les observons et considérons, ne s'arrêtent pas où nous les avons laissées. Outre que nous donnons aux diverses complications signalées de part et d'autre une signification différente, nous continuons à relier entre elles toutes celles qu'on avait séparées, et qu'on avait envisagées comme des éventualités exceptionnelles ou propres à des périodes et à des formes d'intoxications différentes. Tels sont par exemple, les accidents observés du côté des poumons, du côté du foie, de l'estomac, de l'intestin, dont quelques-uns étaient considérés comme des irritations, comme des inflammations intercurrentes, parce qu'on n'y distinguait que la forme congestive. Pour moi ces différentes manifestations locales ne sont que des témoignages de l'extension et de la distribution de l'élément toxique. Ces localisations s'observent de préférence vers les organes et les surfaces d'élimination, comme le poumon et l'intestin.

En ce qui concerne les lésions pulmonaires, qui ont surtout occupé et préoccupé l'école allemande, je ne fais aucune difficulté de reconnaître avec cette école le caractère matériel et l'origine de ces lésions. Les infarctus, les embolies, les abcès pulmonaires sont évidemment des effets de la migration vers cette voie du poison purulent. Sans méconnaître la valeur de ces observations, que je considère néanmoins comme incomplètes et restreintes dans un cercle purement anatomique et empirique, je rappelerai que Maréchal les avaient indiquées dès longtemps et très-explicitement, et que moi-même, leur donnant un caractère plus général, j'avais considéré, lors de la dicussion sur la tuberculose, le poumon comme un crible dans lequel s'arrêtent toutes les substances, tous les éléments matériels non susceptibles d'être admis à circuler librement dans les capillaires de nos organes. Ils s'ensuit que les observations particulières d'infarctus, d'embolies et d'abcès comme conséquences de la pénétration des éléments putrides figurés de la plaie dans le sang ne constituent que des cas particuliers d'un système qui en réunit beaucoup d'autres, et que ces cas particuliers, empreints toujours d'une sorte de caractère éventuel, ne sont aperçus que sous leur forme matérielle la plus accusée, mais aussi la plus rare ; et ils ne sont ni prévus dans leur fatalité et encore moins éclairés dans leur mécanisme physiologique. C'est ce que nous espérons montrer très-explicitement plus tard. Pour le moment contentons-nous de faire remarquer que c'est sans fondement aucun qu'on attribue de préférence à la pyoémie les accidents matériels de la résorption par suite d'arrêt ou d'embarras circulatoires causés par les éléments figurés du pus, et à la fièvre traumatique exclusivement l'origine et les attributs de la septicémie ; les deux périodes se partagent d'une manière continue les deux genres d'accidents, par la raison d'abord que l'observation constate qu'il en est ainsi, et ensuite parce que les deux ordres d'éléments étiologiques se rencontrent séparément ou associés dans les deux périodes. C'est faute de s'être rendu un compte exact des deux modes d'action des liquides altérés qu'on a admis ces sortes d'exclusions. Or il est de toute certitude que ces liquides, caillots sanguins ou pus, transportés dans les voies circulatoires, y produisent deux ordres d'effets de nature différente. En tant que corps étrangers en désaccord de consistance et de diamètre avec le calibre des canaux où ils se meuvent, ils deviennent, en s'y arrêtant, des obstacles mécaniques au libre cours des humeurs et au libre fonctionnement des organes; en tant que liquides septiques, ils agissent comme tous les poisons sur le système nerveux central et périphérique. Or, avec cette double propriété nettement définie, il est impossible de ne pas reconnaître à la septicémie et à la pyoémie un même mode d'action et un même mode d'altération : c'est-à-dire d'en faire un seul et même genre d'obstacles et d'intoxication, au degré et à la période près.

Il est un dernier groupe de lésions sur lesquelles je demande à l'Académie la permision de m'arrêter : je veux parler des abcès dits *métastatiques*, appartenant à la même période.

Tous les auteurs qui se sont occupés jusqu'ici d'abcès métastatiques ne leur ont reconnu que deux origines ou voies : la voie lympathique et la voie veineuse, sans établir aucune distinction entre les symptômes propres à ces deux origines. Cependant on peut poser en fait que tous les abcès de la première catégorie (d'origine lympathique) sont généralement compliqués de lymphangite. L'observation clinique, d'accord en cela avec l'expérimentation sur les animaux, rend bien compte de ce caractère propre aux abcès de cette provenance. Dans toutes les observations qui me sont personnelles comme dans celles qui sont rapportées par les auteurs, il m'a toujours été possible de faire cette distinction.

Pour ce qui est de la catégorie des abcès résultant de l'absorption veineuse, on y fait indistinctement entrer tous les abcès métastatiques quels qu'ils soient, extérieurs ou intérieurs. Une première considération aurait dû cependant prévenir cette confusion. Le pus qui est repris dans un foyer par des veines ne peut l'être que par des canaux qui vont sans cesse grossissant : des veinules aux veines, des veines aux troncs veineux. Il en résulte que ce ne peut être que, pendant leur trajet de la plaie au cœur, que les veines sont susceptibles de déposer les germes des abcès métastatiques. Ces germes doivent passer d'abord par le cœur droit, puis par le poumon, puis par le cœur gauche ; et ce n'est qu'à partir de ce dernier qu'ils peuvent arriver aux organes avec le sang artériel qui en est le véhicule. Or il m'est avis que, pour ce qui est des abcès extérieurs, les choses ne se comportent pas de cette manière. Le pus altéré qu'apportent les veines au poumon y est arrêté ; il y détermine des engorgements, des infarctus, des embolies et des abcès ; et si une certaine quantité franchit la barrière pulmonaire, c'est pour aller se déposer, par la voie artérielle, dans la profondeur des organes, où il détermine des abcès ; et il ne les y détermine qu'à la condition d'y éveiller d'abord une réaction vive, précurseur indispensable de ces collections interstitielles.

Mais il est une troisième classe d'abcès métastatiques qui se développent sans réaction préalable et qui apparaissent souvent en grand nombre sans que le malade et même le chirugien en soient pour ainsi dire avertis. Ces abcès siégent dans le tissu cellulaire sous-cutané ou intermusculaire, au voisinage des articulations et dans les articulations mêmes. Or quelle peut être leur origine? Ils ne sont pas venus à coup sûr par la voie lymphatique : nulle traînée lymphatique, nul engorgement ganglionnaire ne les a précédés. Sont-ils des produits de l'absorption veineuse? J'ai fait remarquer la longueur et toutes les difficultés d'un tel trajet. De plus j'ai dit que ces abcès interstitiels, déposés par la circulation artérielle, provoqueraient une réaction préalable, qui avertirait de leur présence. Or ici nulle réaction, nulle douleur ; au contraire, manifestation presque subite et comme à l'improviste (1). Il fallait donc chercher à cette catégorie d'abcès une origine qui fût d'accord avec leur mode d'évolution, leur marche, leurs caractères, leur indolence et leur siége.

Il est d'observation vulgaire qu'autour des foyers purulents un peu anciens il y a presque toujours une zone d'œdème ; cette zone s'étend fréquemment de proche en proche jusqu'à un endroit assez éloigné de son point de départ. Qu'est-ce que ce premier fait, sinon la migration de certains éléments de pus, ou d'une certaine quantité de pus en nature à travers le tissu cellulaire ambiant?

Voici un second ordre de faits. Il est d'observation non moins vulgaire, que lorsqu'il existe autour d'un foyer purulent des gaînes tendineuses ouvertes, le pus prend fréquemment cette voie et détermine des fusées purulentes. Disons en passant qu'à l'époque où la phlébite régnait en souveraine comme agent d'infection purulente. on regardait assez volontiers ces fusées comme le résultat de l'inflammation des gaînes qui donnaient passage au pus. J'ai même été témoin, à l'Hôtel-Dieu, dans le service de Blandin, d'appplications de sangsues pour arrêter la

---

(1) Beaucoup d'auteurs, frappés de toutes ces dissemblances, les avaient déjà fait remarquer comme autant de particularités difficiles à expliquer et à concilier avec leur origine supposée, mais aucun n'avait eu l'idée de leur en assigner une autre. On peut voir, en effet, dans Bilroth, combien cet ordre d'abcès, inexplicables par les voies ordinaires, a engendré d'hypothèses : tantôt ce sont des inflammations métastatiques diffuses (412); tantôt ce sont des résultats de la « propagation de l'inflammation qui a suivi le trajet des vaisseaux lym- « phatiques (413); » tantôt on peut admettre « qu'une partie du corps, « actuellement malade, ou antérieurement prédisposée à l'inflammation, est « frappée d'une manière aiguë, par suite de l'état fébrile général. » Mais voici la plus curieuse des hypothèses : « Parmi le grand nombre de corps chimiques « qui se trouvent dans les différentes espèces de pus accidentellement résorbés « et qui se forment par le contact du pus et du sang, il *pourrait* s'en trouver « un certain nombre *exerçant une action irritante tout à fait spéciale sur tel* « *ou tel organe.* » (Bilroth, page 413.)

marche de ces prétendues inflammations. Cependant les faits ne s'arrêtent pas où l'observation cessait de les suivre. Ces fusées purulentes, qu'on ne constate d'ordinaire que près de leur point de départ, s'en éloignent fréquemment. Il m'est arrivé maintes fois de constater au niveau du genou, ou dans le mollet, la présence du pus qui avait pris la voie des gaînes des péroniens latéraux ou du tendon d'Achille. Le plus souvent il y a, entre le point de départ et le point d'arrivée du pus, un certain degré d'empâtement qui révèle le trajet parcouru par l'ondée purulente. Mais il m'est aussi arrivé de constater plusieurs fois l'absence de cet empâtement ou sa disparition en vingt-quatre heures, bien que l'abcès terminal de la fusée persistât. C'est grâce surtout à l'aspiration dont dispose l'occlusion pneumatique qu'on peut constater ces disparitions presque instantanées des fusées purulentes. Or, que disent ces simples faits ? Ils disent que le pus peut émigrer par la voie cellulaire ; ils disent que rien ne s'oppose à ce que des parcelles de pus, comme toute espèce de corps étranger, comme les gaz dans certains emphysèmes, puissent voyager à travers le tissu cellulaire et se déposer çà et là pour devenir le germe d'abcès tout à fait indolents. Or, ce que l'induction tirée de certains faits conduit à établir, certaines observations chez l'homme et certaines expériences chez les animaux tendent à le confirmer.

Il m'est arrivé maintes fois, et il est arrivé à beaucoup de personnes qui, comme moi, ne connaissaient pas au début toutes les exigences de la méthode sous-cutanée, de retirer, après l'aspiration d'une certaine quantité de pus, le trocard encore plein du liquide extrait. Or, dans son trajet à travers le tissu cellulaire sous-cutané compris dans l'intervalle des deux ouvertures, le trocard laisse tomber une parcelle du pus qu'il renferme. Presque toujours, quand on n'a pas soin de l'expulser, il se forme sur ces points des abcès tout à fait indolents, qui ressemblent absolument aux abcès métastatique sous-cutanés. On les vide, et tout est dit.

C'est très-probablement ainsi que se comportent beaucoup d'abcès métastatiques, résultat d'une migration du pus à travers le tissu cellulaire. Ces abcès ne sont ordinairement accompagnés d'aucune réaction, et leur nombre, souvent considérable, contraste par leur bénignité avec l'idée d'une résorption purulente par la voie des vaisseaux. J'ajouterai que lorsque ces abcès se montrent, il est rare qu'ils soient accompagnés d'abcès pulmonaires ou d'accidents quelconques vers les voies respiratoires. M. Broca nous a cité un cas de ce genre, dans lequel onze abcès sous-cutanés n'ont pas empêché le malade de guérir. Il m'a été donné d'en observer un plus remarquable encore. J'ai été appelé, il y a fort longtemps, par notre regretté collègue Amussat pour opérer par la méthode sous-cutanée un de ses clients, le recteur d'une académie de province, qu'il lithotritiait, et chez lequel sept abcès sous-cutanés s'étaient manifestés sans accident aucun : c'était pendant une des épidémies du choléra : nous étions assistés en même temps de Chomel et, si je ne me trompe, d'un des gendres d'Amussat. Je fis la ponction de quelques-uns des abcès, et je demandai que, malgré l'épidémie, le malade fût soumis tous les deux jours à l'usage de deux verres d'eau de Sedlitz. Ce ne fut pas sans opposition, de la part de Chomel surtout, que cette médication, en temps de choléra, fut acceptée. Elle réussit si bien cependant, que trois abcès seulement furent ponctionnés, et les quatre autres se résorbèrent, à la grande surprise de tous et au grand contentement du malade, lequel guérit de sa pierre et de ses abcès.

J'ai dit que l'expérimentation sur les animaux tendait à confirmer cette manière d'envisager l'origine de certains abcès métastatiques. Que l'on consulte en effet toutes les expériences consignées dans les auteurs et qui ont consisté à injecter du pus directement dans les veines. Chez tous ces animaux sans exception, lorsqu'ils ont succombé, on a constaté des abcès pulmonaires ; mais chez aucun nulle trace d'abcès sous-cutanés. Il faut donc bien croire que le pus injecté dans les veines arrive difficilement sous la peau; et s'il y arrive, ce n'est que d'une manière exceptionnelle, et en avertissant, par une certaine réaction, de sa présence, et en indiquant ainsi la voie de son transport.

Enfin le siége qu'affectent ordinairement les abcès métastatiques par migration cellulaire achève de dévoiler leur mécanisme. En effet ces abcès siégent le plus souvent au voisinage des articulations, là où les mouvements articulaires provoquent le plus aisément, comme nous l'avons montré, des tendances au vide; ou bien encore ils siégent autour des parties mobiles comme près des bords des omoplates, dans la zone des déplacements des grands muscles. Ces différents emplacements n'offrent-ils pas des conditions d'aspirations analogues à celles que réalisent les espaces intra-articulaires?

Je reviens à la question générale.

Il est enfin une dernière forme de l'intoxication purulente qu'on a arbitrairement détachée de la série, comme le résultat d'une contamination exercée exclusivement par le degré extrême de l'altération du pus : je veux parler de la forme gangréneuse attribuée à la putridité du pus. Que le pus putride détermine dans les points où on l'introduit chez les animaux, des altérations gangréneuses, et enlève à l'organisme toute puissance de réaction, je suis loin de le méconnaître; et j'ajouterai même que des expériences faites en commun avec notre éminent collègue M. Lebert me l'ont très-bien confirmé. Mais de ce que l'expérimentation, isolant une forme d'altération à son plus haut degré d'intensité des formes moins accusées qui l'ont précédée, arrive à produire toujours la gangrène, il ne faut pas méconnaître que ce degré d'altération puisse succéder, et succède quelquefois chez le même individu, à un degré plus faible d'altération purulente. J'ai même vu des cas dans lesquels les deux degrés ont coexisté : c'est lorsque, les moyens d'assainissement ne parvenant pas à pénétrer dans dans les anfractuosités de la plaie, la portion superficielle continuant à sécréter du pus, la partie profonde verse dans le torrent circulatoire un liquide sanieux de plus en plus altéré. L'organisme ainsi empoisonné n'apporte plus à la plaie qu'un sang chargé d'éléments tout à fait putrides, et la gangrène se généralise. C'est du reste ce qu'on a vu à propos de l'aggravation successive du poison puerpéral. Dans la série des cas de cette nature, il faut suivre la filiation des faits, dont les différences s'effacent graduellement d'une période à l'autre, et dont on ne per siste à rompre l'évidente unité et continuité qu'en opposant l'une à l'autre leurs manifestations extrêmes.

Des faits et des considérations exposées dans la seconde partie de cette étude, je me crois autorisé à conclure :

1° Que les altérations des liquides fournis par les plaies exposées sont de deux ordres : simples et de même nature quand elles résultent exclusivement de la fermentation et de la putréfaction des éléments physiologiques ; complexes et d'une nature variable quand cette altération comprend tout à la fois des éléments physiologiques et des éléments pathologiques ;

2° Que les liquides des plaies, à quelque état de décomposition et d'altération qu'ils se trouvent, sont soumis aux lois de l'absorption, qui les fait pénétrer incessamment dans l'organisme ;

3° Que cette absorption, quand elle ne porte que sur des liquides physiologiques en voie de décomposition, ne donne lieu qu'à la fièvre traumatique simple ; que, lorsqu'elle porte sur les liquides physiologiques et pathologiques réunis, elle donne lieu à une série non interrompue d'accidents qui concordent avec le mode et le degré de cette attération ;

4° Que ce n'est qu'en méconnaissant la persistance de l'absorption et en rompant la continuité des réactions qu'elle entraîne, qu'on est conduit à considérer la *septicémie* et la *résorption puru-*

lente comme des faits isolés et séparés, alors qu'ils ne sont que des accidents de cette continuité ;

5° Qu'il existe, antérieurement aux périodes assignées jusqu'alors à la manifestation de la septicémie et de la pyoémie, une période prémonitoire dans laquelle les effets de l'absorption et de l'intoxication purulente se présentent sous une forme ébauchée et amoindrie de ce qu'ils sont à leur période d'état : les uns et les autres ne réalisant que des degrés différents, mais continus de l'intoxication;

6° Que la coopération de l'organisme au développement de l'intoxication purulente consiste tout à la fois dans un apport de ferments qui lui sont propres et dans la fécondation et multiplication de ceux qu'elle reçoit du dehors, et dans l'accroissement de leur intensité.

§ III. — LES INTOXICATIONS PURULENTES CHRONIQUES.

Les intoxications purulentes chroniques ne se distinguent pas seulement des intoxications aiguës par leurs symptômes, par leur marche et par leur ancienneté, elles s'en distinguent encore et surtout par les causes qui les produisent et les entretiennent. Il est presque superflu d'ajouter qu'elles fournissent des indications thérapeutiques qui ne les spécialisent pas moins. A ces différents titres, il était indispensable de séparer leur étude de celle des intoxications aiguës. Cette séparation n'est pas seulement une mesure d'ordre propre à donner la plus grande régularité de forme à ce travail ; elle est encore un cadre destiné à recevoir des faits nouveaux, et un texte à des observations nouvelles.

Les intoxications purulentes chroniques se subdivisent, comme les intoxications aiguës, en *simples* et *composées*. Le fait de leur chronicité implique l'existence d'éléments étiologiques persistants, dont la nature décide immédiatement de la catégorie à laquelle il faut les rapporter. Ainsi la présence d'un séquestre ou d'autres corps étrangers suffit pour faire durer la suppuration d'une plaie purement physiologique d'ailleurs; celle-ci, exposée aux causes d'altérations extérieures, conservera son caractère, et le pus qu'elle fournira ne donnera lieu qu'à une intoxication chronique simple, tant qu'un ferment hétérogène ne viendra pas accroître et spécialiser son altération. Mais on voit immédiatement que le fait de la chronicité de la suppuration, quelle que soit la nature de l'élément qui l'entretient, est subordonné à la persistance, dans la plaie, de cet élément. C'est ainsi que les intoxications purulentes composées chroniques ont leur raison d'être dans le fait de l'installation permanente de l'élément étiologique qui les caractérise. Or, dans les intoxications composées aiguës, la présence du ferment spécial n'est qu'occasionnellement provoquée par le traumatisme de la plaie, et il disparaît généralement avec elle; dans l'intoxication chronique composée, au contraire, il précède la plaie dans le lieu même où elle doit siéger, et il s'y maintient; exemple : toutes les ulcérations cachectiques, les abcès scrofuleux, les tumeurs de mauvais caractère, etc., etc.

Ce préalable posé, entrons dans les applications.

A. Intoxigations chroniques simples.

Ce sont celles, avons-nous dit, qui sont produites et entretenues par une plaie exposée, dépouillée de toute complication de mauvais caractère. Le cas le plus simple de cette catégorie serait celui où une suppuration ancienne simple, comme celle produite par un corps étranger, resté longtemps au fond d'une plaie, aurait converti sa surface et ses conduits fistuleux donnant passage au pus en une sorte de surface sécrétante, en une sorte de muqueuse passagère. Or il est beaucoup d'exemples de ces suppurations posthumes que leur ancienneté rend difficiles à supprimer d'emblée. Le pus qu'elles sécrètent, à moins qu'il n'ait perdu ses caractères de pus, pour n'être plus que du mucus, par cela même qu'il reste exposé, contracte les altérations du pus physiologique soumis au contact de l'air. Après les cas les plus simples viennent ceux qui le sont moins : ce sont ceux dans lesquels la suppuration à l'état chronique reste entretenue par la présence de corps étrangers neutres et insolubles et n'agissant par conséquent que d'une façon mécanique, comme une sorte d'épine : le séton est l'exemple le plus simple et le mieux caractérisé de cette catégorie. Il est encore une catégorie de suppurations chroniques simples qui ont succédé à des suppurations de mauvais caractère, mais qui finissent par n'être plus que des suppurations physiologiques. Leur délimitation est assez difficile à établir et c'est plutôt idéalement qu'il faut les admettre, parce qu'il est de fait qu'à un moment donné les surfaces sécrétoires, qui ont débuté par être le siége de suppurations virulentes, se dépouillent peu à peu de ce caractère et arrivent à n'être plus qu'une sorte de muqueuses accidentelles. Enfin on peut encore ranger dans la même catégorie tous les ulcères anciens qui s'observent, surtout aux membres inférieurs, chez les sujets âgés, et dont la suppuration n'est entretenue que par une sorte de stase veineuse mécanique. On sait, en effet, que ces sortes d'ulcères se cicatrisent on ne peut plus aisément par la simple application de bandelettes de sparadrap ou simplement par l'eau froide et le repos. On peut donc considérer ces diverses catégories de suppurations chroniques comme simples et comme donnant lieu, par leur exposition permanente au contact de l'air, à des intoxications purulentes chroniques simples.

Il est permis de se demander si du seul fait de cette *exposition* on peut conclure à l'existence d'un degré quelconque d'intoxication purulente. Cette question est subordonnée d'abord à celle de savoir si, dans ces diverses catégories de cas, l'absorption continue à s'exercer et à introduire dans le torrent circulatoire une partie quelconque des liquides de la surface sécrétante. On pourrait répondre à cette question par le principe qui permet d'affirmer, dans toutes les catégories de plaies suppurantes, la persistance de l'absorption. Mais on remarquera que cette affirmation du principe dans la généralité de son application a toujours été corroborée jusqu'ici par l'observation clinique. Dans tous les cas où nous avons dit l'absorption exister, nous avons cité les faits qui en révélaient l'existence et les conséquences, et nous avons signalé les diverses altérations qui trahissent la présence des humeurs absorbées dans le sang. Eh bien ! existe-t-il pour les cas de suppurations chroniques simples cités plus haut des indices du passage du pus dans le sang, en un mot, des preuves d'intoxication purulente simple chronique, quel qu'en soit le degré? C'est ce qu'il convient d'examiner.

Il se présente à cet égard deux catégories de faits entièrement opposés. Dans les uns on constate qu'il peut exister et qu'il existe réellement des suppurations chroniques qui ne donnent lieu à aucune apparence de trouble dans la santé. D'autres, au contraire offrent des indices manifestes de résorption et d'intoxication ; c'est, du côté des poumons : l'impureté de l'haleine, une toux et une expectoration persistante, un peu d'oppression ; du côté de la peau, c'est une succession d'éruptions anormales, de petites pustules, de furonculés, ou de simples papules d'une existence presque éphémère; c'est encore une sécrétion plus prononcée des paupières, dont on constate le résultat surtout après le sommeil ; du côté des voies digestives, c'est une flatulence fétide, parfois des coliques, mais le plus souvent une diarrhée séreuse tout à fait exempte de douleur. Il y a aussi quelquefois des symptômes généraux : le teint du malade est terne, plombé; souvent un peu de fièvre le soir complète le tableau. Comment se rendre compte d'une telle opposition de résultats dans deux catégories de cas où la même cause semblerait devoir commander les mêmes effets? Voici :

Que signifient d'abord les symptômes dont l'existence trahit un certain degré d'intoxication ? Ces symptômes accusent un effort d'élimination par les voies pulmonaires et les voies intestinales, et même, jusqu'à un certain point, par la peau : c'est la répétition de ce fait vulgaire de l'élimination des gaz d'amphithéâtre par les intestins ou par la peau. Eh bien ! ceux des sujets qui semblent réfractaires à l'absorption du pus chronique ne le sont qu'à son action. Les matières altérées entrent chez eux comme chez les autres, mais ils s'en débarrassent plus aisément; le poison ne fait que les traverser ; comme, dans toutes les épidémies, l'élément morbide commun traverse tous les organismes, mais n'est retenu ou ne marque son passage que dans les organismes trop faibles pour l'en expulser d'emblée.

Certaines expériences sur les animaux prêtent leur appui à cette manière de voir. Ne se rappelle-t-on pas que, lors de la discussion sur la tuberculose, plusieurs expérimentateurs ont constaté qu'un simple séton donnait fréquemment lieu à l'absorption du pus et à son transport dans les voies circulatoires jusqu'aux poumons ? Le séton n'est-il pas, en effet, un type de plaie physiologique, et l'absorption du pus qu'il sécrète un exemple des plus palpables de l'intoxication purulente chronique simple ?

Ce qui a fait méconnaître jusqu'ici l'existence de cet ordre d'intoxications, c'est à coup sûr l'absence complète, dans certains cas, des symptômes qui en indiquent l'existence, et dans d'autres, l'incertitude, pour ne pas dire l'insignifiance de ceux que nous venons de signaler. L'absence des premiers et l'insignifiance des seconds s'expliquent déjà, comme nous l'avons dit, par l'élimination du peu de pus absorbé. Mais il faut ajouter à cette première immunité le faible degré d'altération du pus excrété. On remarquera qu'il a cessé d'être du pus fébrile. Cet élément d'altération de la première période traumatique lui fait complétement défaut. Quand il sort de la surface secrétante, il a donc toutes les conditions et qualités du pus physiologique, qu'il ne perd que par une stagnation prolongée à la surface de la plaie, et par conséquent par une exposition prolongée de ses éléments au contact de l'air.

Sous toutes ces réserves, il est donc permis de conclure que les intoxications purulentes chroniques simples existent; et leur existence sert de point de départ à des faits beaucoup plus importants et à des conséquences beaucoup plus étendues, c'est-à-dire aux intoxications purulentes chroniques composées.

B. Intoxications purulentes chroniques composées.

Nous avons dit précédemment que le caractère des intoxications purulentes chroniques composées consistait dans deux conditions spéciales : la première, d'avoir été précédées, dans le siége même de la suppuration, par l'élément morbide fermentiscible qui la spécialise; la seconde, d'être entretenue par la persistance de cet élément. On peut donc considérer cette catégorie d'intoxications comme semblable à la précédente, avec cette différence que le corps étranger, qui provoque et entretient la suppuration, est en même temps celui qui lui donne son cachet toxique, ou du moins qui le lui donne avec le concours de l'action de l'air; car dans ces cas, comme dans ceux où les éléments de l'air seuls agissent comme provocateurs de la fermentation putride, c'est l'oxygène qui est le premier promoteur de cette fermentation.

Mais entre ces deux catégories d'intoxications purulentes chroniques, il se présente des faits qui procèdent tout à la fois de l'intoxication purulente composée aiguë et de l'intoxication chronique, et qui même, dans leur évolution, offrent successivement les conditions et les caractères appartenant aux deux catégories. Ce n'est pas seulement comme ordonnance logique des faits qu'il faut tenir compte de ces intermédiaires, mais aussi et surtout à cause des particularités pathogéniques qu'ils font surgir et des conséquences pratiques qu'ils entraînent. Quelques exemples suffiront pour montrer le bien fondé de ces distinctions.

Voici deux genres de tumeurs fort différentes, un kyste *mélicérique* et une tumeur *cancéreuse du sein*, susceptibles néanmoins par la fermentation des éléments spéciaux qui les caractérisent, de donner lieu aux accidents toxiques les plus considérables, quoique d'une nature presque opposée.

Je cite le premier d'abord, comme une des origines chroniques les plus remarquables d'intoxication purulente composée, tirant sa source d'un agrégat tout à fait insignifiant et inoffensif tant qu'il n'a pas été mis en communication avec l'air, et pouvant, dès que cette communication est établie, donner naissance aux accidents les plus formidables de l'intoxication purulente des grandes plaies. En voici deux exemples :

Il n'était bruit, il y a quelques années, dans le faubourg Saint-Germain, que de deux catastrophes survenues chez deux dames du plus grand monde à la suite de l'enlèvement avec le bistouri de deux petites tumeurs enkystées mélicériques situées au niveau de la racine du cou. Blandin, le malheureux opérateur, perdit en quelques jours ses opérées d'un érysipèle partant de la plaie de l'opération. L'une de ces deux dames était ma cliente, et je lui avais offert de l'opérer par les caustiques. J'ai publié à cette époque (1), sans allusion à ces faits bien entendu, que, pour éviter, dans des cas de ce genre, les conséquences d'une résorption des liquides toxiques restés dans la plaie, il fallait se garder avec le plus grand soin d'ouvrir les kystes, et, le cas échéant de leur ouverture, expulser les moindres parcelles de leur contenu et cautériser au besoin la plaie résultant de l'opéra-

---

(1) Gazette médicale, 1858, page 478.

tion (1). Pourquoi ces précautions minutieuses? parce que la matière contenue dans ces sortes de kystes, exposée à l'air, contracte des propriétés toxiques d'une nature et d'une intensité tout exceptionnelles. Car ces érysipèles qui partent de la plaie sont évidemment le résultat de la résorption d'un restant de l'humeur mélicérique. La rapidité, la gravité et la physionomie tout exceptionnelles de ces accidents ajoutent une catégorie nouvelle à toutes celles qui témoignent de la pluralité et de la diversité des éléments toxiques de l'empoisonnement purulent. Mais à supposer qu'au lieu de ces empoisonnements aigus une suppuration chronique se soit établie, il est certain que la résorption du pus sécrété par des portions restantes du kyste et par quelques parcelles de la matière enkystée entretiendrait une intoxication chronique du même caractère, quoique avec des conséquences moins immédiates.

Une tumeur cancéreuse du sein est susceptible de se présenter daus deux conditions identiques à celles que vient d'offrir la tumeur mélicérique. Enfermée sous la peau, et maintenue par conséquent à l'abri du contact de l'air, elle reste longtemps inoffensive. Qu'elle vienne à s'ulcérer, la scène change et les accidents d'intoxication purulente composée éclatent, sous la forme aiguë d'abord, puis sous la forme chronique.

Il en arrivera de même de toutes les tumeurs malignes. Toutes en effet peuvent, à la suite des opérations qu'elles motivent ou des ulcérations qu'elles provoquent, donnez lieu à des intoxications purulentes aiguës et chroniques. Ces intoxications offrent cela de particulier que la récidive presque inévitable du mal est un nouveau témoignage en faveur de la doctrine que nous soutenons de l'absorption incessante des liquides sécrétés par la plaie et de la spécificité des agents toxiques qui les caractérisent.

---

(1) Aujourd'hui je me contente d'un lavage avec de l'eau phéniquée, suivi d'une imbibition de teinture d'arnica.

Ici point n'est besoin de graves manifestations de l'intoxication. Il n'est pas nécessaire que des accès pernicieux rendent incontestable le fait de la résorption : la récidive presque inévitable, et souvent en un point éloigné du premier siége de la tumeur, est là pour dissiper tous les doutes. On n'objectera pas, je suppose, à cette conséquence générale, le caractère spécial et spécifique de l'affection. Le témoignage que donne de la résorption fatale et incessante des liquides de la plaie la récidive de l'affection est applicable à toutes les plaies à ferments composés; il est l'équivalent d'une expérience dans laquelle un liquide coloré ou un réactif quelconque rendraient évidente, par leur présence dans le sang, l'absorption des substances qui leur auraient servi de véhicule. Et quant à ce qui concerne la spécificité trop connue de leurs principes toxiques, elle ne saurait être, à cause de son évidence plus grande, une raison d'en récuser le témoignage en faveur de spécificités moins manifestes.

Mais arrivons à une catégorie de faits d'un enseignement encore plus direct et plus pratique.

Rien n'est plus commun que ces suppurations fournies par les affections tuberculeuses des os : jointures et colonne vertébrale. Dans ces affections, la suppuration est susceptible d'affecter plusieurs formes très-différentes, mais qui toutes offrent le double caractère de la chronicité et de la spécificité. Un premier fait sur lequel nous avons déjà insisté à un autre point de vue, mais qu'il faut rappeler ici, c'est l'immense différence que présentent les affections tuberculeuses, suivant qu'elles sont *fermées* ou *exposées*. Dans le premier cas il est rare qu'elles soient accompagnées de troubles notables dans la santé. Le pus qu'elles fournissent à l'abri du contact de l'air conserve longtemps le caractère de bénignité du pus physiologique. Dans cette condition, la fièvre n'existe pas ou elle n'apparaît qu'incidemment et d'une façon presque toujours intermittente.

Que se passe-t-il cependant par rapport à la résorption du pus et à la contamination du sang qui en résulte? Il se présente deux cas très-différents: dans le premier, l'absorption ou résorption du pus en nature continue suivant la loi précédemment établie; dans le second cas, la résorption peut être interrompue en vertu d'une disposition exceptionnelle de l'abcès : c'est lorsque le pus s'accumule dans un espace celluleux à une seule loge. A mesure que sa quantité augmente, il agrandit d'autant l'espace qu'il occupe et s'enkyste. Or cette opération ne peut s'exécuter qu'à la condition de distendre et d'épaissir par leur tassement les parois celluleuses du kyste. Le résultat de cette tension et de ce tassement est que les vaisseaux absorbants oblitérés cessent d'être en communication avec le pus et d'y exercer leur fonction. C'est là, au reste, le mécanisme et la statique de toutes les tumeurs enkystées, et c'est là ce qui explique l'épaississement de la matière qu'elles renferment. Certains abcès par congestion fournissent des cas de ce genre.

Mais, à quelque catégorie qu'elles appartiennent, toutes les suppurations osseuses de nature tuberculeuse offrent ceci de commun que, dès qu'elles entrent en communication avec l'air, leur situation change du tout au tout, et l'organisme tout entier se met de la partie.

Ce n'est pas le lieu d'insister sur des accidents que tout le monde connaît, de rappeler que le pus, jusqu'alors d'une bonne consistance, change tout à coup, devient séreux et odorant; qu'avec ces changements locaux, de plus importants se manifestent dans tout l'organisme; que la fièvre s'allume, que le malade dépérit et que, s'il n'est pas soustrait au danger qui le menace par un traitement qui prévienne le développement du poison et son entrée incessante dans le torrent circulatoire, la mort ne tarde pas à survenir. Ce sont là toutes choses vulgaires; mais ce qui l'est moins, c'est le mécanisme qui règle l'évolution de ces événements.

Et d'abord, si la communication du foyer purulent avec l'air est directe et constante, l'altération du pus est immédiate. Faisons remarquer, cependant, que parfois les ouvertures spontanées réalisent les conditions du procédé sous-cutané, c'est-à-dire que le canal d'évacuation est étroit, allongé et sinueux ; dans ces cas, surtout si l'on a soin de ne point provoquer, par une évacuation inconsidérée du pus, l'entrée de l'air qui le remplace, les choses restent comme elles étaient auparavant, c'est-à-dire que le pus ne s'altère pas et la santé se maintient. Mais ce sont là des cas rares et tout à fait exceptionnels. Supposons donc les cas les plus ordinaires. Eh bien ! dans ces cas, la résorption du pus altéré continue sans interruption, et la fièvre dite *hectique* se manifeste comme un témoignage irréfragable de cette résorption et de l'intoxication de l'organisme qui en est la conséquence. Cette opinion, déjà proposée comme s'appliquant à un fait particulier, rentre ici dans un ensemble qu'il importe d'analyser dans ses moindres détails.

En même temps que le pus continue à s'altérer, et à s'altérer de plus en plus par le concours des éléments étiologiques précédemment indiqués, en même temps qu'il continue à être résorbé, il va déposer au sein de tous les organes les éléments toxiques dont il se compose. Ici, comme dans la catégorie des intoxications aiguës, quel que soit le siége de la suppuration, le liquide infecté se porte vers les voies digestives, vers les voies pulmonaires, vers la peau ; il provoque, par son passage à travers le système lymphatique, l'engorgement des ganglions ; il envahit successivement presque tous les organes, et surtout les organes éliminateurs. C'est ainsi que l'embarras gastrique, les dérangements d'estomac et d'intestin, les coliques, la diarrhée attestent l'occupation de ces parties par des ondées incessantes de pus altéré. C'est encore ainsi que la toux, la gêne de la respiration, et des accidents plus graves encore, témoignent de la participation des poumons au même empoisonnement. Que l'Académie ne s'y méprenne pas, si ces accidents ont été plus ou moins aperçus, ce n'a jamais été pour les rattacher au fait général de la résorption incessante de la matière intoxiquée. Ceux qui les ont notés, et partiellement notés, ne les ont, la plupart du temps, considérés que comme des irritations disséminées, compliquant une maladie confinée à leurs yeux dans son point de départ. Ici, au contraire, c'est un fait général, une cause générale dont on signale les ramifications, et dont on montre et relie entre elles toutes les dépendances. La toux et la diarrhée par exemple, qui sont pour nous des témoignages certains de l'envahissement simultané du poumon et de l'intestin par l'élément tuberculeux, sont considérés ailleurs comme des lésions indépendantes les unes des autres.

Des suppurations tuberculeuses des articulations et de la colonne vertébrale aux suppurations tuberculeuses des poumons il n'y a qu'un pas, et la seule différence que les deux ordres de faits présentent ne tient qu'à la différence des organes affectés et des fonctions qui leur sont départies.

A l'époque de la grande discussion sur la tuberculose, j'ai montré la nécessité d'établir, dans l'évolution et la marche de la tuberculose du poumon, deux époques essentiellement distinctes : l'époque où les tubercules à l'état cru et cachés dans la trame du poumon ne sont point encore ulcérés, et par conséquent exposés à l'air, et l'époque où cette ulcération les a mis en contact avec l'air ainsi que les cavernes qui leur succèdent (1). Dans le premier cas, les choses peuvent se passer à peu près comme elles se passent pour les abcès par congestion non encore ouverts. Dans le second cas, au contraire, elles reproduisent les conditions et les effets réalisés par les abcès ouverts et maintenus en communica-

---

1) *Bulletin de l'académie de médecine*, 2 et 9 juin 1868

tion avec l'air. Ici comme là, la matière tuberculeuse, fondue dans le pus des cavernes, subit des altérations que subissent les suppurations articulaires et les abcès par congestion. C'est la même révolution dans les deux cas. Hâtons-nous d'ajouter cependant que l'intoxication du pus pulmonaire, favorisée par la température, par la situation des foyers dans les profondeurs de l'organe, réalise avec une facilité et une activité beaucoup plus grandes l'intoxication de l'économie tout entière. Ici la résorption s'exerce directement sur les foyers du poison, les vaisseaux plongeant dans ces foyers y pompent le liquide sans intermédiaire et le transportent d'emblée jusqu'aux derniers confins de l'organisme. Il est à peine nécessaire de le faire remarquer, les réactions secondaires provoquées par cette facilité et cette généralité de l'empoisonnement se montrent adéquates à la cause qui les provoque et les entretient. Je m'abstiens d'en énumérer les détails. Mais ce qu'il importe de faire ressortir, c'est une conséquence singulière que j'ai signalée lors de la discussion sur la tuberculose, à savoir qu'à cette époque de grande intoxication purulente tuberculeuse, le foyer et peut-être toutes les voies excrétoires exhalent dans l'atmosphère des vapeurs tenant en suspension des parcelles du poison, de véritables miasmes qui peuvent infecter les habitations et les habitants. C'est ainsi que j'ai expliqué la contagion possible de la phthisie pulmonaire, contagion par infection. A ce point de vue, l'infection par le miasme pulmonaire n'est que la répétition et l'équivalent de l'infection miasmatique des plaies ordinaires. Est-il nécessaire d'ajouter que dans les deux cas l'origine miasmatique de l'infection ne saurait avoir un autre caractère ni une autre portée que ceux d'une origine particulière et d'une forme transitoire dans un système général impliquant d'autres origines et d'autres formes d'empoisonnement?

Voilà donc une classe entière d'affections dans lesquelles l'intoxication purulente naît, se développe et se généralise avec tous les caractères et tous les phénomènes communs aux intoxications purulentes aiguës, mais en se spécifiant par la source dont elles procèdent. Ici, à moins d'une confusion systématique tout à fait arbitraire, on ne pouvait méconnaître cette spécification. Elle complète donc la série des faits où l'intoxication purulente ne saurait être ramenée à une cause unique et toujours identique.

Il est une dernière conséquence des intoxications purulentes chroniques prolongées qui méritent d'autant plus de fixer l'attention qu'elle ne semble pas avoir été aperçue jusqu'ici : je veux parler de l'état permanent qu'elles créent au sein de l'organisme qui en a reçu longtemps les atteintes.

Il est de toute évidence que lorsque des liquides altérés entrent et se renouvellent incessamment dans l'économie, une partie s'en élimine et une partie y reste mélangée aux humeurs physiologiques. Si cette introduction continue, elle provoque de moins en moins l'antipathie des organes ; la sensibilité de ces derniers s'émousse, et ils finissent par s'habituer à un contact qui les mettait d'abord en insurrection. La conséquence de cet état de choses, c'est que les fonctions, continuant à s'exercer avec des matériaux ainsi adultérés, ne peuvent que changer profondément leurs produits; la trame des tissus, nourrie et renouvelée avec un sang imprégné d'éléments cacochimiques, acquiert petit à petit le caractère des matériaux qui les alimentent; en un mot, ici comme toujours, *la fonction fait l'organe*. Ce résultat n'est que la reproduction accidentelle, mais non moins certaine, du fait de la transformation graisseuse des tissus que j'ai signalée dès longtemps chez les vieillards, par suite du ralentissement et de l'insuffisance de l'hématose, et d'un développement proportionnel du système veineux (1). Cette modification physiologique des tissus, liée au ralentissement des fonctions respiratoires et circulatoires et à la

---

(1) J'avais déjà signalé ce fait lors de la discussion sur la tuberculose.

prédominance toujours croissante du sang veineux sur le sang artériel, donne la clef des changements qui peuvent s'opérer sous
l'empire d'une altération incessamment renouvelée du sang par
les éléments d'une suppuration de mauvaise nature. Le dernier
mot de cette altération, c'est la cachexie : la cachexie scrofuleuse,
la cachexie tuberculeuse, la cachexie herpétique, syphilitique,
morveuse, cancéreuse, suivant le principe spécifique qui s'est introduit et généralisé dans l'organisme. Ces diverses cachexies ne
se réalisent pas d'emblée, et on peut, pour ainsi dire, assister à
leur évolution par la manifestation successive des accidents qui
les caractérisent : chez le scrofuleux, par la reproduction incessante
d'engorgements ganglionaires, par des suppurations intarissables,
par des gonflements osseux, par des ophthalmies incoercibles;
dans la cachexie tuberculeuse, qui n'est qu'une forme plus avancée de la cachexie scrofuleuse, par les localisations de l'affection
dans presque tous les organes et dans presque tous les tissus;
dans la cachexie herpétique, par des apparitions de dartres de
toutes formes, de toutes qualités et gravité.

Pour ce qui est des cachexies syphilitiques, morveuse et cancé-
reuses, il est presque superflu de s'y arrêter : c'est la maladie elle-
même qui est comme fondue dans l'organisme et dont les effets
protéiformes se manifestent, sous des traits devenus vulgaires, dans
tous les tissus, dans tous les organes, à toutes les surfaces et surtout à la porte de toutes les lésions. Le sang, imprégné de leurs
éléments les transporte partout avec lui et les introduit dans
chacune des opérations auxquelles il participe; et ce, d'autant
plus sûrement que l'air y intervient pour éveiller et féconder
en quelque façon, par son contact, les germes incorporés à sa
substance.

Ce n'est pas tout encore. La formation des cachexies consécu-
tives, aux suppurations chroniques prolongées, ne s'arrêtent pas
aux individus. Fondues dans les humeurs, infiltrés dans la consti-

tution au point de faire partie intégrante de tout le système, elles se transmettent avec ses émanations les plus essentielles, et elles créent les cachexies héréditaires. C'est ainsi qu'elles se perpétuent de famille en famille, comme les éléments de race, avec leurs caractères, leurs types, comme la cachexie paludéenne, si accusée, si généralisée dans les populations et jusque dans les animaux de la Sologne. On pourra discuter sur la fréquence, le degré d'action de ces conséquences éloignées des intoxications purulentes chroniques, mais on n'en contestera pas la réalité.

Ces conséquences, un peu éloignées de notre étude, ont aussi leur côté pratique. Depuis que les recherches microscopiques ont eu pour effet de morceler l'examen des choses au détriment de la vue de l'ensemble, il n'est pas sans intérêt de signaler un moyen de compléter, si ce n'est de redresser le diagnostic moléculaire des produits pathologiques, par les manifestations les plus générales de leur nature. Or lorsqu'il s'agit de diagnostiquer une tumeur, ou un agrégat quelconque, donnant lieu à une suppuration chronique, il est douteux jusqu'ici que le microscope la fasse distinguer de ce qui n'est pas elle. Eh bien ! les effets des résorptions purulentes chroniques sont susceptibles de pourvoir à cette insuffisance. Si les agents locaux de la suppuration sont de simples produits physiologiques, ils causeront peu de trouble dans la santé générale ; si, au contraire, ils appartiennent aux affections de mauvais caractère, syphilitique ou cancéreux, par exemple, on en reconnaîtra aisément l'origine dans leurs émanations généralisées, et surtout dans l'altération profonde de la santé, qu'ils ne manquent jamais de produire. C'est une sorte de grossissement, mais un grossissement d'ensemble.

§ IV. — Résumé général et conclusions.

Le moment est venu de relier entre elles toutes les conséquences à tirer des observations qui précèdent. Ceux qui ont bien voulu prendre quelque intérêt aux différents travaux que nous avons publiés dans le cours de notre carrière ont pu remarquer le soin avec lequel nous avons toujours cherché, dans l'étude des causes, à disposer leurs actions suivant une série que nous avons désignée sous le nom de *série étiologique* et à rapporter parallèlement aux différents termes de cette série les différents effets engendrés par chacun des termes qui la composent. Le résumé de la longue discussion à laquelle nous venons de nous livrer ne peut être que l'établissement de cette série par rapport à l'intoxication purulente considérée dans toutes ses manifestations.

Le pus, avec les différentes transformations et altérations dont il est susceptible, constitue l'élément étiologique général dont procède chacun des états particuliers, chacune des actions particulières qui se résolvent en lui. Pour l'observateur qui n'est pas prévenu des affinités qui existent entre ces différentes manifestations et transformations du même fait, les liens qui les rattachent entre eux sont plus difficiles à saisir. C'est en effet une classification et coordination qui n'est pas tout à fait dans la nature et qui ne se déroule pas régulièrement dans le temps et dans l'espace, comme dans l'esprit qui les conçoit. Ce n'est donc qu'à l'aide d'une méthode très-générale, dont la puissance et la certitude résident précisément dans sa grande généralité, qu'on peut arriver à construire la série étiologique particulière des intoxications purulentes.

Il faut partir de ce fait et du principe qui en découle, que toute conception étiologique dans notre esprit est absolue : c'est l'idée d'une cause invariable dans ses effets. Mais la cause expérimentale est tout autre. Elle rencontre toujours et à chaque pas des conditions intrinsèques et extrinsèques qui font varier son action. Et cependant la contingence de ces conditions n'est pas aussi imprévue ni aussi variable qu'on pourrait le croire au premier abord. Elle se résume en deux termes, qui sont *ses degrés* et *ses modes* d'action : les premiers résultant de l'activité plus ou moins grande avec laquelle elle fonctionne, les seconds des causes intercurrentes qui la compliquent et la dénaturent. Je prie l'Académie d'excuser cette digression, que je borne à ce peu de mots, et je reviens à l'objet spécial de la discussion.

Le pus considéré comme cause n'échappe donc pas à ces deux ordres de manifestations étiologiques : le *degré* et le *mode*. Ses *degrés d'action* consistent tout à la fois dans la somme d'intoxication, la quantité de poison qu'il renferme et la durée de l'action qu'il provoque. Ses *modes d'action* résultent au contraire des complications et transformations spécifiques qu'il subit par l'apport de nouveaux éléments étiologiques et par les combinaisons nouvelles auxquelles ces éléments peuvent donner naissance. Eh bien ! cette formule se réalise on ne peut plus clairement dans les différents degrés et modes d'action du pus contaminé.

Lorsque le pus est à peine altéré, et au début de son altération, il ne produit que des ébauches d'intoxication, c'est-à-dire des empreintes imperceptibles et pour ainsi dire effacées de son action. Ce ne sont, comme je l'ai dit, que des malaises, des symptômes fugaces, qui se dissipent bientôt si les premiers degrés de l'intoxication purulente n'exercent qu'une action passagère ou intermittente. Les cas de ce genre se rapportent surtout à des infections temporaires, comme celles résultant du passage d'un sujet sain dans une atmosphère contaminée.

Si les malades continuent au contraire à séjourner dans des salles infectées, l'infection de l'heure qui suit s'ajoute à celle de l'heure qui précède, et les effets non interrompus et additionnés d'une première dose de poison lui donnent l'activité d'un degré d'action plus avancé; et ainsi de suite jusqu'à son dernier degré d'intoxication. Est-il nécessaire de faire remarquer qu'à chacune de ces étapes de la cause correspond une forme particulière de son action; que les tendances au refroidissement acquièrent la forme et l'intensité du frisson; que l'état gastrique, la langue saburrhale, les nausées, les coliques deviennent le vomissement et la diarrhée; que la toux et l'oppression, qui trahissent d'abord une simple gêne dans l'exercice de la fonction pulmonaire, se transforment bientôt en hémoptysie et en une véritable asphyxie comme révélateurs des infarctus, des embolies et des abcès. Enfin que les troubles des sens, les maux de tête, les collapsus passagers, toutes les formes diverses de l'appareil fébrile, ne sont que la traduction d'une intoxication générale à son début, dont les convulsions, le délire et la mort deviennent la dernière expression.

Que si l'expérience clinique, qui éparpille les cas particuliers, rendait, — par une trop grande différence de physionomie des cas d'intoxication purulente et une trop grande différence des altérations du pus, — ce rapprochement, ce groupement et cette coordination étiologiques plus difficiles, on pourrait, par un rapprochement de ce qui se passe dans tous les cas d'intoxication aiguë et chronique, de ce qui s'observe dans la seule fièvre puerpuérale, retrouver les liens moins apparents d'un ordre de faits par ceux qui se manifestent plus évidemment dans d'autres. Ainsi quoi de plus simple et plus évident que cette série non interrompue de degrés d'action dans les différents degrés de l'intoxication puerpérale: premier degré, lochies, fièvre de lait; au second degré, purulence fétide, prélude de la symptomatologie de la fièvre puerpérale; au troisième degré, suppression des lochies, épanchement purulent par les trompes dans la cavité péritonéale et aggravation des symptômes correspondants: frisson, vomissement, ballonnement du ventre ; finalement la dissolution putride à son apogée : mort presque foudroyante. Dans cette affection l'observateur peut assister à tous les degrés, à tous les développements et transformations de la cause, et réciproquement à tous les degrés, à tous les développements et à toutes les transformations des réactions qu'elle provoque. Cette lumière directe, projetée par l'évolution de l'intoxication puerpérale sur le chaos des intoxications purulentes ordinaires, fait apercevoir immédiatement, sous les diversités les plus apparentes de chaque cas particulier, mises en rapport par leurs affinités initiales et terminales, les liens cachés qui les rattachent à la même cause. Il arrive ici ce qui est arrivé à propos des parasites intestinaux dont les évolutions, fractionnées pour ainsi dire dans des individualités différentes, ont fini néanmoins par se rapprocher dans l'esprit de ceux qui ont découvert leurs affinités, pour constituer un même système organique, un ensemble, d'une unité et d'une identité aussi certaines, que si l'œil avait pu en suivre tous les stades embryogéniques chez le même individu.

Relativement aux différents *modes* suivant lesquels l'intoxication purulente peut se manifester, et qui constituent ses diversités spécifiques, ils résultent, avons nous dit dans le cours de cette étude, de la participation des ferments atmosphériques et des ferments fournis par la constitution, le tempéramment, l'idiosyncrasie, les cachexies et les affections constitutionnelles de chaque individu, en un mot, de tout ce qui peut appartenir à son individualité ayant un caractère de différenciation suffisant pour diversifier spécifiquement les éléments toxiques de sa suppuration. N'oublions pas enfin la résultante de toutes ces combinaisons multipliées et en quelque façon catalisées par l'organisme, qui ne cesse jamais d'intervenir. Or, si nous voulions résumer les effets de cette diversité de modes d'action de l'intoxication purulente, comme nous avons résumé ces modes eux-mêmes, nous reproduirions les différentes catégories d'empoisonnement énumérées et analysées dans la discussion qui précèdent; contentons-nous d'en avoir dressé le cadre, d'en avoir rappelé les grandes coupes à travers l'immense variété de l'inextricable complexité des cas particuliers, pour conclure à la nécessité d'une pluralité spécifique des éléments toxiques qui les produisent.

Pour donner une forme plus concrète et plus explicite aux différentes parties de cette étude, je crois pouvoir la terminer par les conclusions suivantes :

1° La suppuration est le résultat de l'action organique, chimique et mécanique de l'air sur les plaies et les produits sécrétés à leur surface.

2° Le pus est un produit direct du sang modifié par un certain degré de paralysie organique des éléments nerveux et vasculaires qui le versent à la surface de la plaie. A son état de pureté, c'est un liquide physiologique susceptible de se mêler sans danger au sang dont il n'est qu'une modification, caractérisée principalement par l'absence de la fibrine.

3° Les altérations du pus sont le produit de deux groupes d'éléments étiologiques différents : les uns, ayant agi déjà comme facteurs de la suppuration, déterminent, par la continuité de leur action, une altération chimique générale de ses produits à leur sortie des surfaces de la plaie : tels sont l'air et les différents gaz qui entrent dans sa composition normale; les autres comme éléments d'altérations spéciales introduisant dans la composition du pus des substances hétérogènes telles que les ferments répandus dans l'air ou des éléments pathologiques fournis par l'organisme et associés aux éléments ordinaires de la suppuration des tissus; les uns et les autres amplifiés, modifiés et spécialisés par l'action réductive de l'organisme.

4° Les différentes altérations dont le pus est susceptible ont pour effet, par leur introduction incessante dans le torrent de la circulation, de déterminer une série d'altérations pathologiques qui varient aux différentes époques et avec les différents degrés et les différents modes de leur action; et cette action constitue une sorte d'empoisonnement auquel il convient de conserver le nom d'*intoxication purulente*.

5° L'intoxication purulente agit d'une manière constante et générale sur l'économie entière à la façon de tous les agents toxiques; et d'une manière spéciale, par le transport et l'arrêt de ses éléments matériels dans les différents organes dont ils troublent les fonctions ; de cette double catégorie d'accidents naît la symptomatologie générale et spéciale propre à chaque catégorie d'intoxications.

6° Les provenances diverses et le mécanisme différent des agents d'intoxication impliquent la pluralité et la diversité de nature de ces agents, dans la composition desquels deux sortes d'éléments se trouvent toujours réunis; les éléments de la sécrétion physiologique des plaies et leurs éléments spécifiques, les uns et les autres combinés entre eux, et multipliés, amplifiés, modifiés et réduits par l'action spontanée de l'organisme.

7° Les intoxications purulentes peuvent être rapportées à deux grandes catégories, aux intoxications *simples* et aux intoxications *composées*, les unes et les autres pouvant se manifester sous la forme *aiguë* ou sous la forme *chronique*, mais toujours et dans tous les cas soumises à la même loi d'association des éléments physiologiques et des éléments spécifiques qui y interviennent.

8° Tous les cas que l'intoxication purulente est susceptible de produire peuvent être réunis, classés et coordonnés suivant une série dite *série étiologique*, comprenant tous les degrés et tous les modes de l'intoxication purulente. Les premiers (degrés) résultant de la somme d'action absolue variable en intensité et en durée de l'intoxication; les seconds (les modes) de la connivence des éléments spécifiques qui associent leur action à celle de l'intoxication physiologique et combinent leurs éléments avec les éléments de cette dernière.

9° Les effets éloignés de tous les genres d'intoxication purulente sur l'organisme, lorsqu'ils sont longtemps entretenus et suffisamment répétés, ont pour résultat de créer des cachexies permanentes individuelles, lesquelles sont susceptibles de se transmettre héréditairement et de se perpétuer de race en race, comme des traces indélébiles de leur origine.

TROISIÈME PARTIE

TRAITEMENT DE L'INTOXICATION PURULENTE.

La question du traitement des intoxications purulentes n'est pas moins difficile, n'est pas moins complexe que celle de leur détermination scientifique. Ce sont, en effet, les mêmes faits à examiner, les mêmes théories à appliquer, les mêmes conséquences à vérifier ; et s'il est vrai, comme nous l'avons dit dès longtemps, que la thérapeutique, pour peu qu'elle soit rationnelle, n'est que *l'étiologie retournée,* nous aurions donc à reprendre, un à un, les différents termes de notre formule étiologique, c'est-à-dire tous les éléments de causalité de l'intoxication purulente, comme autant d'indications à remplir pour en prévenir ou neutraliser l'action. Mais les développements que nous avons donnés à l'étude pathogénique de cet ordre d'empoisonnements, ont eu précisément pour résultat d'en ramener la notion à quelques données précises, parfaitement déterminées. Cette notion, en effet, se réduit aux trois propositions suivantes, qui représentent toute l'histoire et formulent toute la doctrine de l'intoxication purulente :

1o Les plaies produisent à leur surface des liquides qui s'altèrent au contact de l'air et qui sont susceptibles d'acquérir, surtout avec le concours de ferments spéciaux, de véritable propriétés toxiques.

2° Ces liquides altérés et intoxiqués tendent incessamment, en
vertu de l'action continue de l'absorption, à pénétrer dans l'organisme et à y produire par leur présence un véritable empoisonnement.

3° Cet empoisonnement une fois réalisé, ou bien les éléments
toxiques qui l'ont produit continuent à exercer leurs effets jusqu'à
la mort du malade; ou bien ils cessent de les produire, soit par
insuffisance de leur action, soit par leur élimination, soit par la
neutralisation de leur principe.

Eh bien ! ces trois stades de l'intoxication purulente formulent
trois ordres d'indications dans lesquelles se résume toute la thérapeutique de cette intoxication, à savoir :

Premièrement, prévenir et neutraliser l'altération des liquides
de la plaie.

Secondement, empêcher l'entrée des liquides intoxiqués dans
l'organisme.

Troisièmement, combattre les effets de l'intoxication en expul-
sant ou neutralisant le poison et en donnant à l'organisme la force
de résister à son action.

Voyons donc comment et à l'aide de quels moyens il sera possible de satisfaire à ces trois indications.

MOYENS DE PRÉVENIR L'ALTÉRATION DES LIQUIDES DE LA PLAIE.

Ces moyens sont fournis par les méthodes et procédés opéra-
toires, par les modes de pansement et par les topiques employés.

Prévenir la formation du pus, c'est aller au-devant de toutes les
causes d'altération. Or, la méthode sous-cutanée possède sûre=

ment et invariablement cette propriété : pratiquée suivant ses principes, elle prévient toute inflammation suppurative : c'est là un résultat attesté aujourd'hui par la pratique universelle.

D'autres méthodes, inspirées plus ou moins directement par la méthode sous-cutanée, tendent à des résultats analogues : je veux parler de l'*occlusion pneumatique*, de l'*écrasement linéaire*, de certains *modes de cautérisation*, des divers modes de réunion, et surtout de la *réunion immédiate*.

Comme inspiration de la méthode sous-cutanée et comme réalisant plus que toute autre méthode ses principes et ses résultats, je citerai l'*occlusion pneumatique*, c'est-à-dire la méthode sous-cutanée artificielle, maintenant, à l'aide d'une peau artificielle, les plaies *exposées* à l'abri du contact de l'air. Les différents *procédés d'occlusion* par lesquels a passé l'*occlusion pneumatique* avant d'arriver au perfectionnement qu'elle réalise (1) visent tous au même résultat sans l'atteindre aussi complétement. Ils tendent comme elle à prévenir la suppuration, ou du moins à en diminuer l'étendue ou l'intensité, et à supprimer les causes de l'altération du pus.

A l'égard de la première prétention, de la suppression de la purulence des plaies ouvertes, je confesse que j'ai eu un instant l'espoir d'y parvenir tout à fait, et j'y suis parvenu en effet lorsque la plaie, sans perte de substance, conserve tous ses éléments anatomiques et n'est pas de grande dimension, comme dans les plaies par écrasement. Mais si pour les plaies de grande dimension je ne suis pas arrivé à empêcher complétement l'inflamma-

---

(1) J'ai fait connaître depuis 1841, date de ma première idée de l'occlusion, toutes les ébauches, toutes les formes de l'occlusion appliquées au traitement des plaies. Ces ébauches, insuffisantes à mes yeux, ont été reprises par d'autres chirurgiens, auxquels on les atttribue, mais les dates de mes publications sont là qui permettent de faire l'histoire rigoureuse et impartiale de la méthode.

tion suppurative, j'ai au moins obtenu des résultats qui approchent beaucoup du but recherché, et j'ai obtenu ce que j'appellerai la *réunion médiate*. Ainsi, dans les plaies incomplétement *exposées*, comme celles qui résultent de l'ablation d'une tumeur, j'ai pu réduire la suppuration à la portion de plaie non recouverte par les parties restantes de la peau, lesquelles, insuffisantes pour obtenir l'affrontement de leurs bords, se greffent néanmoins sur la surface qu'elles peuvent recouvrir. Or, dans ces conditions, la suppuration, ainsi limitée en étendue, l'est encore en quantité et en qualité. Le liquide excrété n'est pas du pus complet : c'est une sorte de pus de transition, un liquide séreux lactescent tel que celui qui s'observe à la première période des plaies exposées. Il ne va pas plus loin, et au bout de quelques jours apparaissent les bourgeons charnus.

L'*écrasement linéaire* a aussi pour effet de réduire la surface des plaies et d'imprimer, à ce qui en reste, par la trituration de leurs éléments anatomiques terminaux, et par l'espèce de torsion et d'occlusion des orifices vasculaires qui y aboutissent, a pour effet, dis-je, d'imprimer jusqu'à un certain point à cette surface le caractère d'une plaie sous-cutanée; je dis jusqu'à un certain point, car si l'écrasement linéaire ne réunit pas entièrement les conditions des plaies sous-cutanées, il en reproduit au moins quelques effets en diminuant les sources et les dangers de la suppuration. J'en dirai autant de certaines formes et procédés de cautérisation : de la cautérisation *en flèches*, par exemple, qui a pour résultat aussi de réduire les surfaces suppurantes, et même de les soustraire jusqu'à un certain point au contact de l'air.

Mais, ainsi que je l'ai dit, dans la première partie de cette étude, les liquides de la plaie soustraits incomplétement au contact de l'air, et ceux qui proviennent d'une plaie renfermant des agents indirects de purulence (projectiles, corps étrangers, débris de vêtements, esquilles) sont susceptibles de s'altérer, malgré l'occlusion, soit sous l'influence de ces agents, soit sous celle de ferments organiques, soit enfin sous celle de ferments atmosphériques. C'est dans ces cas surtout que les topiques décomposant, neutralisant, désinfectant, exercent une action utile : tels sont les alcoolats, la teinture d'arnica, l'eau phéniquée seule ou additionnée d'alcool, le permanganate de potasse. Des lavages pratiqués à l'aide de ces différents topiques à l'intérieur des manchons occlusifs ont toujours pour résultat de désinfecter l'enceinte de la plaie.

Mais un dernier moyen d'une incontestable utilité dans le même but, ce sont les irrigations d'eau froide. Elles ont pour effet d'empêcher la stagnation des liquides sécrétés, et par conséquent préviennent leur altération. Mais on n'a employé jusqu'ici les irrigations que pour les plaies de surface. J'ai imaginé, pour des plaies qui occupent un long trajet sous la peau, des *irrigations continues sous-cutanées* que je pratique au moyen d'un courant établi par aspiration continue entre les deux ouvertures. La colonne d'eau, balayant incessamment les liquides qui tendent à s'altérer par leur stagnation dans ce long parcours, a en même temps pour effet de calmer l'inflammation du conduit, d'épargner au blessé le débridement de la plaie (1).

Voilà donc une série de moyens propres à prévenir ou diminuer la suppuration et à empêcher, quand elle existe, la fermentation de ses produits. J'ajouterai qu'ils tendent tous à diminuer l'érétisme produit par l'action de l'air sur les surfaces avivées.

Mais il est des cas où l'on n'a pu ni prévenir ni empêcher la formation et l'altération du pus. L'ennemi est à la porte, il s'agit de l'empêcher d'entrer et d'infecter l'organisme : telle est la seconde indication à remplir.

---

(1) Et aussi la permanence d'un drain, dont le contact est toujours plus ou moins irritant sur les surfaces enflammées.

La théorie que j'ai cherché à établir dans la première partie de
ce travail au sujet de l'absorption non interrompue des liquides
baignant la plaie, montre le but principal à atteindre : empêcher
cette absorption. Trois ordres de moyens se présentent pour parvenir à ce résultat : neutraliser les conditions physiologiques
principales de l'absorption, c'est-à-dire neutraliser l'action de la
pression atmosphérique; oblitérer les orifices absorbants, et
changer la consistance des liquides de manière à rendre leur absorption impossible. L'occlusion pneumatique, la cautérisation et
les topiques coagulants tendent à ce triple but.

L'occlusion pneumatique par l'*aspiration continue* qu'elle met
en jeu a pour effet certain de suspendre l'absorption des liquides
de la plaie. Sans vouloir entrer ici dans des détails que je réserve
pour une communication spéciale (1), je puis résumer ce que l'observation m'a permis de confirmer pendant le siége de Paris. Or
il est positif que lorsque l'enceinte des enveloppes ou manchons
dans lesquels est enfermée la plaie est mise en rapport constant
avec le tube aspirateur, on voit immédiatement ces enveloppes se
mouler sur les surfaces enveloppées, et les liquides sourdre dans
le ballon de décharge. Cette migration rétrograde est continue et
peut être réglée à volonté par le degré de vide produisant l'aspiration. Cette action est aussi incontestable que le principe sur
lequel elle repose. Tout le monde a pu en vérifier les applications
dans les services qui m'ont été confiés durant le siége, et je suis
tout prêt à les renouveler dans les hôpitaux et la pratique civile.
Les résultats pratiques de l'aspiration pneumatique lorsqu'elle est
régulièrement employée, répondent exactement aux promesses de
la théorie. On ne peut mieux s'en convaincre que lorsqu'on a

---

(1) Cette communication a eu lieu lors de la discussion sur le *pansement
des plaies,* séances des 26 mars, 16 et 23 avril 1878 ; — in-8°, 79 pages. Paris,
G. Masson, libraire-éditeur.

affaire à des suppurations abondantes au voisinage des gaines tendineuses. Dans ces cas on observe fréquemment un commencement de fusée purulente : or en appliquant les appareils de façon
à assurer la communication non interrompue de l'action aspiratrice avec les parties infiltrées, on est certain de constater au
pansement suivant la disparition de toute trace de stagnation et
de fusée du pus. Mais il est nécessaire, pour prévenir toute mé·
prise et toute dénégation, de faire connaître deux circonstances
principales dans lesquelles le résultat annoncé peut faire défaut :
c'est lorsque par insuffisance de perméabilité dans toute l'étendue
de l'espace enveloppé par le manchon, les communications entre
certaines parties de cet espace et le tube aspirateur sont inter-
rompues, ou bien lorsque le tube aspirateur lui-même est plus
ou moins obstrué : dans ces deux circonstances l'aspiration est
insuffisante ou même complétement suspendue, et l'occlusion
seule existe. Eh bien ! dans ces cas, non-seulement les bénéfices
de la méthode disparaissent : mais ils sont remplacés par des inconvénients, si ce n'est par des dangers. En effet, la stagnation
des liquides enfermés et comprimés a le double inconvénient de
favoriser leur décomposition et leur absorption. Il en serait de
même des suppurations cloisonnées des phlegmons secondaires
comme ceux qu'on observe en si grand nombre à la suite des
plaies osseuses par armes à feu. Dans ces cas, il importe de considérer que la cause mécanique de l'absorption, la pression atmosphérique, au lieu d'être supprimée, peut s'accroître de toute la
pression déterminée par l'appareil.

En résumé, j'affirme de la manière la plus positive que l'aspiration pneumatique bien employée peut toujours soustraire les
malades aux dangers de la résorption purulente. Aucun des
blessés que j'ai eu à traiter dans ces derniers temps n'a succombé
à ce genre d'accidents, et cependant il m'est arrivé dans bon
nombre de cas d'avoir à les combattre.

D'autres méthodes dont il serait injuste de méconnaître l'utilité peuvent concourir par des voies différentes au même résultat. C'est, comme je l'ai dit, en réalisant deux autres genres d'effets, en oblitérant les orifices absorbants ou en coagulant les liquides à absorber : la cautérisation et certains topiques parviennent plus ou moins à ce résultat. C'est ce qu'ont cherché de tous temps nos prédécesseurs à l'aide de tous les onguents balsamiques excitants, toniques, etc., dont ils ne comprenaient peut-être pas bien l'action physiologique, mais dont les effets peuvent être ramenés à ces deux modes d'action : l'occlusion des vaisseaux et l'empêchement de la putréfaction. Mais il existe deux ordres de moyens plus directement en rapport avec le but recherché : l'obstacle à l'entrée des liquides altérés dans l'économie; ces moyens sont la *cautérisation* et les *coagulants*.

La cautérisation des plaies est aussi ancienne, pour ainsi dire, que la chirurgie. Les Arabes nous ont transmis cette pratique traditionnelle : ils ont encore l'habitude de cautériser la surface de toute plaie d'amputation. Mais cette pratique grossière et empirique a été ramenée à sa véritable conception physiologique par Bonnet (de Lyon). Pour cet éminent chirurgien, la cautérisation des surfaces saignantes au moyen d'une solution d'azotate d'argent avait pour but et pour résultat d'obtenir tout à la fois l'oblitération des orifices absorbants et la coagulation des liquides occupant ces orifices (1). D'autres espèces de caustiques et d'autres genres de topiques visent plus ou moins au même résultat. Parmi les premiers il faut surtout considérer ceux qui produisent la cau-

---

(1) C'est peut-être donner à la pensée de Bonnet plus qu'elle ne renferme. L'éminent chirurgien de Lyon attribue en effet tous les mérites de la cautérisation à la *dessiccation* des tissus et au mode d'inflammation qu'elle produit, (GAZETTE MÉD.. 1843, page 686. Nous sommes donc obligé de conserver l'idée de l'oblitération des vaisseaux par la coagulation des liquides, oblitération que les anciens chirurgiens obtenaient par le feu avant Ambroise Paré, mais qu'ils ne supposaient pas être le résultat de la coagulation des liquides.

térisation sèche, comme le chlorure d'argent et les diverses ma
tières coagulantes agissant dans le même but. C'est la même
pensée qui a inspiré le remarquable travail de notre éminent
collègue M. le professeur Bouisson *sur la méthode sous-crustacée.*
En suivant la même voie, je suis parvenu à un résultat qui
mérite peut-être quelque attention. Lorsque les plaies sont arri-
vées à la période de bourgeonnement complet, laquelle se prolonge quelquefois d'une manière démesurée, j'obtiens la formation d'une croûte dure, en combinant la cautérisation à
l'azotate d'argent avec le tannin. Je commence par promener légè-
rement le crayon d'azotate sur la surface bourgeonnante, et immédiatement après j'y passe un pinceau de charpie imbibé d'une
solution concentrée de tannin, ou je la saupoudre d'une couche
légère de tannin pur. La plaie reste exposée quelque temps à
l'air, puis recouverte d'un linge perméable ; le lendemain on
trouve généralement une croûte sèche, résistante, qui reste adhé-
rente jusqu'à l'achèvement de la cicatrisation.

Quoi qu'on fasse — et j'ajouterai, en désespoir de voir, de mon
vivant, se vulgariser l'emploi de l'occlusion aspiratrice, — il faut
admettre le fait malheureusement trop fréquent et trop funeste de
la pénétration des liquides altérés et de l'intoxication purulente
réalisée. Il s'agit donc de combattre cette intoxicatton en cher-
chant à arrêter la résorption, à éliminer le poison et à le neutraliser, en même temps qu'on fournit à l'organisme les moyens de
lui résister. Telle est la troisième indication à remplir.

Ce que nous avons dit précédemment de l'efficacité de l'aspiration pour arrêter les fusées purulentes nous dispense d'insister
sur l'utilité de cette méthode comme moyen de suspendre toute
entrée des liquides intoxiqués dans le sang. Cependant la réserve
que nous avons faite à l'endroit des suppurations cloisonnées est
utile à reproduire ici. Dès que l'on voit poindre les symptômes
prémonitoires de l'intoxication, il faut se tenir pour averti,

et mettre immédiatement en communication les suppurations profondes avec les suppurations superficielles. Mais ce n'est là qu'un cas particulier. Envisageons la marche générale des choses.

Parfaitement convaincu que le danger des intoxications purulentes naît surtout de la répétition et de la durée de l'intoxication avant que l'on s'aperçoive de son existence, je ne crois pas qu'on puisse trop insister sur sa période initiale mal définie et plus ou moins complétement inaperçue jusqu'ici. Qu'on me pardonne cette insistance, n'a-t-elle pas pour but et pour résultat de signale le danger à une période où il sera permis de le conjurer, et de suggérer à la pratique des moyens qui sont généralement efficaces à cette période, mais qui seraient inutiles ou même dangereux à une époque plus avancée? Rappelons donc que l'intoxication purulente ne débute pas, comme on l'enseigne partout, par l'explosion des accidents qu'on suppose être le signal de l'entrée du pus dans le sang : le frisson, le vomissement, l'oppression extrême, la prostration, en un mot la caractéristique de l'accès pernicieux. Remplaçons, au contraire, tous ces accidents réalisés par leurs ébauches préliminaires : par la tendance au refroidissement, par l'inappétence, le dégoût des aliments, la langue saburrale, le sentiment de plénitude de l'estomac, la flatulence et surtout un commencement d'altération des traits et la coloration en jaune de la face; ajoutons à cette caractéristique générale les modifications matérielles de la plaie et le changement de consistance des liquides, et nous serons suffisamment avertis de l'imminence du danger. Alors on aura recours tout à la fois aux moyens de suspendre l'entrée du pus dans les vaisseaux et aux moyens d'expulser le poison de l'économie.

Indépendamment de l'aspiration pneumanique qui n'est pas toujours applicable, c'est à la cautérisation des surfaces sécrétantes qu'il faut avoir immédiatement recours. J'ai surtout apprécié le bienfait de cette pratique dans le traitement de l'intoxication purulente si fréquente à la période d'énucléation des anthrax. Un fort badigeonnage au fond des cavités avec une solution saturée d'zotate d'argent m'a souvent suffi pour arrêter toute résorption et sauver les malades.

Mais ces moyens locaux doivent être secondés par les médications internes appropriées. A la période prémonitoire, les évacuants, vomitifs et purgatifs, sont d'une utilité et d'une efficacité incontestables; mais ils ont leurs indications spéciales. Le vomitif convient surtout pour combattre les accidents qui se manifestent du côté des poumons et de l'estomac; leur emploi n'a guère besoin d'être répété. Les purgatifs salins conviennent surtout après le vomitif; ils doivent être répétés, mais à doses modérées. Dès que le moindre embarras, le moindre malaise intestinal se manifeste, j'administre d'abord 30 à 40 grammes de sulfate de soude, puis je réitère souvent tous les deux jours l'administration du même sel à la dose de 15 à 20 grammes. A la faveur de cette médication, on voit disparaître les moindres effets de l'intoxication purulente commençante ; l'appétit renaît, et on l'entretient d'une manière soutenue.

Il m'est impossible de ne pas établir un rapprochement entre le même genre d'utilité des évacuants dans la période prémonitoire du choléra et la période initiale de l'intoxication purulente. De part et d'autre il s'agit de favoriser l'élimination, par l'intestin, du poison qui semble choisir cette porte de sortie, et il s'agit de l'éliminer à une époque où l'empoisonnement ne fait encore que préluder. De même que la purgation saline empêche, presque à coup sûr l'empoisonnement cholérique d'envahir toute l'économie, de même le poison purulent semble être entraîné au dehors par les évacuations alvines provoquées. Il faut se défier, dans l'un et l'autre cas, des préventions qui existent de longue date contre ce genre de médication, surtout dans un état des intestins qui passe, aux yeux de certaines doctrines, pour une menace d'irritation qu'il faut se garder de favoriser.

Mais lorsque, par insuffisance de moyens ou par accroissement d'intensité du poison, l'intoxication se réalise à son degré extrême, et sous la forme la plus accusée, il faut la combattre par les médications les plus énergiques. Les crises intermittentes — qui légitiment si bien le rapprochement qu'on a fait entre ces crises et les accès des fièvres intermittentes pernicieuses — appellent l'emploi du sulfate de quinine à hautes doses, et mieux encore du valérianate de quinine (1). La prostration que ces crises laissent généralement après elles motive l'usage des excitants de toute nature. C'est ainsi que j'ai employé avec le plus grand succès le vin chaud comme moyen d'aider le malade à réagir contre le froid des accès, et contre l'épuisement qu'ils laissent après eux.

C'est le moment où les antiseptiques auraient leur utilité aussi bien à l'intérieur qu'à l'extérieur. Mais à l'extérieur ils sont devenus insuffisants, si ce n'est complétement stériles, et à l'intérieur l'expérience est loin d'avoir dit son dernier mot sur ce qu'il est permis d'en attendre. Du reste, c'est à cette ultime période d'intoxication qu'on regarde comme une rare exception la guérison du malade : il n'y a donc rien à négliger pour l'obtenir.

Tout ce qui précède a trait à la prophylaxie et au traitement de l'intoxication aiguë. De même que nous avons été obligé de considérer séparément, au point de vue de leur pathogénie, les intoxication aiguës et les intoxications chroniques, de même nous devons, au point de vue de leur traitement, continuer la même séparation.

Ce qui domine surtout dans la pathogénie des intoxications

---

(1) Depuis plusieurs années déjà, j'ai constaté la supériorité du valérianate de quinine sur le sulfate, non-seulement dans les menaces d'infection purulente, mais dans une foule de cas où le sulfate de quinine est indiqué, et où il avait été employé sans succès.

chroniques, c'est l'importance des éléments spécifiques. On a vu
en effet que c'est à ces éléments que sont dues leur persistance et
leur différenciation. C'est donc à faire disparaître ces mêmes éléments que doivent tendre tous les efforts et tous les agents de leur
thérapeutique. Aux moyens de prévenir et de neutraliser les altérations incessantes des liquides; aux moyens d'empêcher leur
entrée dans l'économie; aux moyens de combattre les effets généraux qu'ils y produisent, il faut donc ajouter des médications spécifiques comme antidotes des éléments spécifiques qui les dominent et les entretiennent : les mercurianx contre les dégénérescences syphilitiques, les iodés contre les dégénérescences scrofu-
leuses, les arsenicaux contre les dégénérescences herpétiques, etc.,
toutes choses qu'il serait superflu de rappeler, si elles ne faisaient
partie d'un système dans lequel les matériaux anciens doivent
être mis à leur place à côté des nouveaux.

Mais ce qu'il importe de signaler encore comme particularité
du traitement des intoxications purulentes chroniques, ce sont les
indications chirurgicales qu'offrent à remplir les collections de
liquides qui les produisent et les entretiennent. Il suffit de citer les
épanchements chroniques du thorax, ceux de l'abdomen, ceux des
articulations et plus particulièrement encore les collections purulentes dites abcès froids et abcès par congestion. Dans ces diverses
collections, il y a à prendre en considération le contenant et le contenu. Jusqu'ici on a envisagé un peu confusément les effets résultant de la mise en communication de ces collections avec l'air.
Est-ce par son action sur les liquides ou sur les parois des cavités
que l'air provoque la fermentation putride des premiers, ou bien
cette action est-elle double et collective? Cette question nous a
déjà préoccupé dans la première partie de ce travail, mais il n'est
pas inutile d'y revenir par rapport aux procédés d'évacution à
employer.

Et d'abord il est superflu de rappeler qu'à la méthode sous-cutanée seule est réservé le mérite d'opérer ces évacuations sans danger. Elle seule peut assurer l'extraction des liquides sans que l'air entre dans la collection, pendant ou après l'opération. On n'a pas assez pris garde jusqu'ici à l'intervention toujours présente et toujours menaçante de la pression atmosphérique, dont la colonne envoie incessamment au sein des cavités qu'on évacue la quantité d'air nécessaire pour rétablir l'équilibre entre les pressions du dedans et du dehors. Toute évacuation totale ou partielle d'une collection appelle fatalement l'entrée d'une quantité d'air proportionnelle à la quantité de liquide évacué; il n'y a d'exception à cette loi que pour le degré de retrait des parois des cavités dont la capacité diminue en proportion; ce qui diminue par conséquent d'une quantité égale l'appel compensateur du fluide atmosphérique. Cette théorie une fois admise, on comprend toute l'importance d'une méthode capable de satisfaire à toutes les difficultés d'une telle situation; et l'on comprend, en même temps, l'imminence d'un danger inévitable par des méthodes moins précises. Or, lorsque ces dangers n'ont pu être évités, lorsque, par les modes d'ouvertures ordinaires, l'air a pénétré et continue de pénétrer dans les cavités purulentes, qu'arrive-t-il? C'est que les liquides restants, par suite d'une évacuation incomplète, et ceux qui se reproduisent subissent tous les degrés d'une altération inutile à rappeler. Mais la question posée tout à l'heure se reproduit ici avec de nouvelles données. Est-ce par son action sur les parois de la cavité ou sur les liquides isolément que l'air produit la fermentation putride; ou bien cette action est-elle collective avec un degré de participation différent de la part du contenant et du contenu? C'est ce que l'observation clinique m'a permis de résoudre.

Il n'est pas rare de rencontrer des abcès par congestion donnant lieu, par leur ouverture spontanée, à l'évacuation de la plus grande partie du pus qu'ils renferment. Quelques jours après surgissent de graves accidents, en même temps que le pus de nouvelle formation se dénature graduellement. Si on laisse aller les choses, il est impossible de décider quelle part ont prise à cette altération les surfaces sécrétantes du foyer et l'action directe de l'air sur le pus. Or j'ai pu observer des faits dans lesquels l'action des deux éléments a pu être dédoublée. On trouve dans le RAPPORT DE LA COMMISSION DES HÔPITAUX SUR MES TRAITEMENTS ORTHOPÉDIQUES (1) l'observation d'un adulte qui, à deux reprises, a été en proie aux accidents les plus prononcés d'une intoxication purulente aiguë, par suite de l'évacuation spontanée du pus, accidents qui ont graduellement disparu sous l'influence d'une position du malade dans laquelle l'ouverture de l'abcès était placée au point le plus culminant, comme le goulot d'une bouteille debout. Dans cette position, le pus de nouvelle formation, remplissant graduellement la capacité de l'abcès, garantissait sa paroi interne contre l'action de l'air, tandis que la couche supérieure du pus restait seule exposée à son contact. Le même accident s'est reproduit deux fois chez le même sujet. Il a été possible, par la répétition du même accident, de constater la différence des accidents suivant que l'air atteignait à la fois et la paroi interne de l'abcès et le pus, ou le pus séparément. Ce dédoublement des deux conditions d'altération du pus s'est remontré à moi dans plusieurs autres circonstances, notamment à l'Hôtel-Dieu, chez une femme qui portait un énorme abcès par congestion à la cuisse. Un écoulement considérable du pus à la suite d'une plaie sous-cutanée réouverte, avait amené les plus formidables accidents d'une intoxication purulente : la malade était considérée comme perdue. Ayant été appelé par M. Maisonneuve à prendre connaissance de son état, je conseillai la position culminante de l'ouverture de l'abcès, de façon à ce qu'il ne s'en écoulât plus que le trop-plein, et que la partie la plus superficielle du liquide fût seule exposée à l'air. Il a suffi de quelques jours de cette

---

(1) Chapitre des abcès par congestion, page 174.

précautiou pour faire cesser les accidents. L'observation de la malade m'a été remise par M. Millot, alors interne du service.

Le résultat de cette pratique n'offre-t-il pas tout à la fois la preuve de la participation, à des degrés différents du contenant et du contenu de l'abcès, à l'altération du pus de l'air, et un moyen facile d'arrêter les effets de l'intoxication.

Il est une dernière difficulté à conjurer et par conséqueut une dernière indication à remplir pour obvier aux inconvénients d'une reproduction trop fréquente du pus ou d'autres liquides dans les cavités dont on les a extraits une première fois. Dans les cas de ce genre, on a généralement recours au drainage. Mais cette pratique, si utile dans certaines conditions, est tout à fait stérile dans d'autres ; or, comme l'aspiration pneumatique peut parer à cette insuffisance, il n'est pas inutile de fixer la limite de la compétence et de l'incompétence du drainage.

Lorsqu'on introduit un tube à drain dans une collection, il ne favorise l'écoulement du liquide qu'elle renferme que lorsque la pression de l'intérieur devient plus forte que la pression atmosphérique agissant sur l'orifice externe du drain. L'effet contraire n'a lieu que lorsque le drain traversant la collection, ses deux ouvertures restent ouvertes à l'air. Dans le premier cas le trop-plein du liquide s'écoule seul et une certaine quantité stagne au fond de la collection. Il est presque superflu de faire ressortir les inconvénients de cette stagnation ; elle reproduit ceux qui résultent de la stagnation d'une certaine quantité d'urine dans la vessie, lorsque cette dernière ne se vide qu'incomplétement. Dans le second cas, c'est-à-dire lorsque le drain traverse la collection de part en part, celle-ci peut se vider complétement ou à peu près ; mais après l'écoulement du liquide l'air s'introduit dans l'intérieur de l'abcès et provoque les accidents que l'on connaît. Pour remédier à ces deux genres d'inconvénients, j'ai combiné le drainage avec l'aspiration ; j'adapte à l'extrémité externe du drain, ou de tout autre tube auquel je donne le nom d'*aspirateur*, un tuyau en caoutchouc en communication avec le ballon vide, et j'entretiens l'aspiration au degré voulu, en ayant soin de lutter, sur l'ouverture cutanée, l'entrée du tube aspirateur, de façon à empêcher l'introduction de l'air à la place du liquide aspiré. A l'aide d'un appareil ainsi disposé, j'obtiens donc l'aspiration continue du liquide qui se reproduit, soit dans les abcès, soit dans les épanchements thoraciques, soit dans toute autre collection. C'est encore à l'aide du même système que je parviens à faire passer à travers la capacité de la collection un courant liquide ou gazeux d'une substance médicamenteuse appropriée.

Ceci m'amène à dire quelques mots, en terminant, des injections pratiquées dans le but d'obtenir l'oblitération de certaines cavités. Pour ce qui est des abcès, on ne peut retirer quelque avantage des injections que dans les abcès froids circonscrits. Elles ne peuvent conduire à rien, si elles n'offrent même des inconvénients, dans les véritables abcès par congestion, dans ceux qui communiquent avec une source éloignée du pus, et qui sont incessamment reproduits par cette source. Je dois ajouter, du reste, qu'ayant fait naguère des injections d'eau distillée dans l'une et l'autre de ces deux catégories d'abcès, j'ai été surpris de voir se reproduire du pus altéré, et même putréfié. La chimie pourra nous éclairer sur le secret de cette transformation. J'ai conclu de ces expériences, défavorables dans tous les cas où je les ai tentées, que toute injection, pour être utile, doit être pratiquée avec un liquide chargé d'une substance capable de modifier si ce n'est de cautériser les surfaces sécrétantes.

Je crois devoir faire remarquer en terminant que si j'ai omis, dans cet exposé, tout ce qui peut être considéré comme acquis précédemment à la science et à l'art, je l'ai fait sciemment, parce que j'ai cru devoir me borner dans ce travail aux idées et aux moyens qui me sont propres.

En résumé, la thérapeutique de l'intoxication purulente comprend quatre indications fondamentales et quatre ordres de moyens d'y satisfaire :

1° Éviter la formation du pus au moyen de la méthode sous-cutanée; diminuer si ce n'est supprimer la suppuration à l'aide de l'occlusion pneumatique, combinée avec divers autres moyens.

2° Prévenir l'altération du pus et des autres liquides fournis par la plaie, à l'aide des antisepsique, alcool, arnica, acide phénique, permanganate de potasse, etc.

3° Empêcher la pénétration du pus dans l'économie à l'aide de aspiration continue seule ou combinée avec le drainage.

4° Attaquer l'intoxication dès sa période *prémonitoire*, à l'aide des vomitifs et des purgatifs; neutraliser le poison au moyen du sulfate de quinine et des préparations de quinquina, qu'on ajoute 'ailleurs aux autres agents propres à restaurer et à corroborer organisme.

QUATRIÈME PARTIE

APPENDICE DOCTRINAL

La discussion sur l'infection purulente s'est terminée par la prise à partie d'une doctrine qui s'était dressée en dernier lieu contre les conquêtes de la chirurgie moderne. Personne ne s'étant présenté pour examiner les prétentions de cette doctrine pseudo-vitaliste, nous avons cru bien faire, dans l'unique intérêt des vrais progrès de la science et de l'art, de la dégager des nuages dont on l'enveloppait, et de la faire descendre dans l'arène, dépouillée de ses accoutrements et de ses dédains. Tel est l'objet du discours qu'on va lire sous le titre d'*Appendice doctrinal*.

DISCOURS PRONONCÉ A L'ACADÉMIE DE MÉDECINE

DANS LES SÉANCES DES 12 ET 29 SEPTEMBRE 1871

Lorsque je suis intervenu pour la première fois dans la discussion sur l'infection purulente, j'y ai trouvé un désaccord presque complet entre tous les membres qui y avaient pris part. Ce désaccord, pour ainsi dire d'individu à individu et portant sur les questions particulières afférentes au sujet, m'a décidé à apporter, dans le débat, l'ensemble de mes observations relatives à la pathogénie des plaies et aux accidents résultant de l'intoxication purulente. Cette étude m'avait fait espérer, comme je l'ai dit, de pouvoir éclairer les doutes et de combler les lacunes qui avaient tenu jusque-là tant de bons esprits séparés. C'était donc une sorte de complément de faits et d'idées ajouté aux faits et aux idées produits, plutôt qu'une argumentation critique. Depuis cette époque, un de nos collègues, M. Chauffard, est intervenu avec un ordre d'idées plus générales, un ensemble, une doctrine qui a donné à la discussion une physionomie nouvelle et un caractère tout à fait absolu. Telle a été du moins la pensée de notre collègue et telle est aussi la mienne; et c'est pour répondre à cette intervention doctrinale que j'ai cru devoir prendre la parole aujourd'hui.

Et d'abord, pour ne rien exagérer ni rien diminuer de la pensée et du but de notre collègue, voici comment il s'exprime au début de son argumentation : « Je ne partage *sur aucun point* « les idées émises et si brillamment défendues par mon savant « collègue, M. Verneuil. Je ne puis accepter ni la pathogénie « qu'il nous propose de la fièvre traumatique, ni celle de l'in- « fection purulente, ni l'identité de nature qu'il en déduit entre « ces deux grandes manifestations morbides. Les *plus profonds* « *dissentiments* nous séparent sur tous ces points. Quels que « soient mon isolement et ma faiblesse, je ne puis me refuser à

« montrer ces dissentiments, et à tenter une double entreprise :
« celle d'abord de réfuter des idées pathogéniques que je crois
« erronées, celle ensuite de leur opposer des notions qui, suivant
« moi, répondent mieux à la réalité des faits. »

M. Verneuil, à qui M. Chauffard s'est particulièrement adressé,
n'a pas été moins explicite dans son opposition. « Je ne répondrai
pas, a-t-il dit, à l'argumentation de M. Chauffard, parce que,
sur tous les points, je me trouve en contradiction absolue avec lui.
Cela tient sans doute, a ajouté notre collègue, à une différence
d'organisation. Chez nous tout diffère, le langage comme les
idées; en sorte que je désespère de jamais nous entendre sur
l'objet de la discussion.

Il s'agit donc bien, dans cette opposition générale et absolue,
de deux doctrines en présence. Quelles sont ces doctrines?

De la part de M. Chauffard, c'est une sorte de vitalisme modernisé par la mise à contribution des recherches les plus récentes.
mais qui repose toujours sur des principes que l'Académie
connaît, et qui se résument dans ces trois grandes vues traditionnelles : *l'indépendance du système vivant* au milieu du monde
extérieur, *l'harmonie agissante* de ses parties (*consensus unus con-
spiratio una*), et la faculté qu'il a de trouver en soi la force et la
raison de ses actes; en un mot *sa spontanéité*. C'est l'application de cette doctrine à la pathogénie de l'infection purulente
qui constitue l'argumentation de M. Chauffard (1).

La doctrine allemande qui n'en est, à proprement parler, pas

---

(1) M. Chauffard s'est défendu, il est vrai, de professer l'antagonisme de
l'organisme vivant au sein du monde extérieur; il a même cité des passages
d'un de ces ouvrages où il semble répudier cet antagonisme, qu'il laisse tout
entier à Bichat; mais ce n'est là qu'une contradiction de plus de la part de
l'honorable professeur de pathologie générale. La doctrine bien comprise de
la spontanéité physiologique et pathologique implique, comme nous le ferons
voir ailleurs, la doctrine de l'antagonisme : l'une est la conséquence de
l'autre.

une, est un assemblage incohérent d'idées et de faits empruntés à l'humorisme, au vitalisme, au mécanicisme, assaisonnés d'un peu d'expérimentation. Celui de nos collègues qui l'a prise sous son patronage a fait de grands efforts pour donner à cette prétendue doctrine un caractère d'ensemble logique et méthodique; mais cette entreprise, qui fait plus d'honneur à son intelligence qu'à son patriotisme, n'a eu d'autre résultat que de mettre en relief les vérités qui n'appartiennent pas à l'école allemande et les erreurs qui lui appartiennent. C'est à cette doctrine que M. Chauffard a opposé la sienne.

Cependant, avant que notre collègue prît la parole, une troisième doctrine s'était fait jour à côté de la seconde, celle que j'appellerai la *doctrine étiologique*, dans laquelle les faits, ramenés à leur vraies causes, avaient été dégagés, avec le même soin, de la doctrine allemande et du vitalisme français. Soit préoccupation, soit préférence donnée à des idées plus faciles à combattre, M. Chauffard a laissé de côté les idées et les faits qui auraient défié sa critique. Ce n'est que lorsque notre savant et judicieux collègue, M. Gosselin, s'est chargé de lui rappeler quelques-unes des difficultés qu'il avait soigneusement évitées, qu'il s'est décidé à y avoir quelque égard. Je viens aujourd'hui compléter l'œuvre si brillamment ébauchée par M. Gosselin, c'est-à-dire, non plus opposer observation à observation, idée à idée, mais doctrine à doctrine; de façon à relier entre elles toutes les dissidences, toutes les oppositions qui nous séparent, et en vue d'en faire un ensemble doctrinal opposé à l'ensemble doctrinal de M. Chauffard.

§ I.

Quoique je ne veuille pas rappeler ici des idées que tout le monde connaît, je suis obligé, pour bien faire comprendre l'application que M. Chauffard en a faite à la pathogénie des plaies, de donner en peu de mots la vraie signification des trois grandes vues qui forment comme le trépied du vitalisme, *l'antagonisme du système vivant, le consensus unus de ses parties, et la spontanéité de ses actes.* Jusqu'ici, en effet, je dois le dire, on a plus accepté sans discussion ces principes traditionnels qu'on n'a cherché à en donner la signification. L'occasion est on ne peut plus favorable pour nous expliquer à cet égard.

Pour nous la prétendue *indépendance*, le prétendu *antogonisme* du corps vivant au milieu de la nature n'existent pas. L'organisme humain est un système qui a sa raison d'être dans les éléments qui l'environnent et qui y puise incessamment les éléments qui l'entretiennent. Notre ignorance sur les liens cachés qui rattachent le petit système au grand système a pu seule faire croire à l'indépendance et à l'antagonisme de l'organisme vivant par rapport au monde extérieur. Ainsi que nous le montrerons plus loin, l'application de cette première vue à la pathogénie des plaies n'a pu qu'en inspirer une conception erronée.

L'idée du *consensus unus* que nous a léguée Hippocrate, vraie en elle-même si on la considère comme l'expression d'un système dans lequel toutes les parties sont harmoniquement agencées et solidaires, cesse de l'être si l'on en fait le privilége de l'organisme vivant. Tout système organique et animé d'une force agissante possède, au même titre que l'organisme humain, la faculté d'action harmonique de toutes ses parties. Le mode et les moyens suivant lesquels ce concours, ce *consensus* est mis en action diffère, voilà tout. Pour l'organisme animal, deux systèmes sont surtout et spécialement chargés de ce soin : le système nerveux et le système vasculaire ; l'un et l'autre reliant toutes les parties du corps vivant, et réalisant, dans l'ordre pathologique, les deux voies principales par lesquelles les causes morbides agissent sur l'organisme et par lesquelles les actes morbides se généralisent. C'est faute de s'être rendu compte jusqu'ici de ces deux grands moteurs du système vivant dans leur union et dans leur subordination respective, qu'on a conservé au *consensus unus* le caractère mystérieux qui lui a été primitivement donné.

La *spontanéité*, dont on a fait un des grands, si ce n'est le principal caractère des actes de l'organisme vivant, n'a pas plus que les deux attributs précédents, la signification qu'on lui a conservée dans la doctrine du vitalisme. Dire que l'organisme possède en lui-même la raison et les éléments de ses actes, et affirmer aux produits de ces actes une provenance étrangère aux agents extérieurs, c'est supprimer d'un seul coup toute l'étiologie réelle, et la réduire à une provocation occasionnelle, si ce n'est la supprimer tout à fait. C'est ce que nous aurons occasion de voir dans les applications qui ont été faites de la spontanéité organique à l'évolution des phénomènes du traumatisme et de l'intoxication purulente.

Mais pour assurer à ces considérations, un peu abstraites, une compréhension plus sûre et plus complète, je demande à l'Académie la permission de lui citer un exemple dans lequel toutes les apparences de la spontanéité de l'organisme la mieux caractérisée se trouvent réunies, bien qu'il n'y ait au fond que la mise en jeu du mécanisme le plus vulgaire et la production du résultat le plus matériel.

Tout le monde sait ce que c'est qu'une luxation congénitale du fémur. Dans cette difformité, la tête fémorale luxée est logée dans la fosse iliaque externe. Si l'on fait l'autopsie d'un sujet qui a longtemps porté cette difformité, il n'est pas rare de rencontrer une articulation nouvelle, une cavité articulaire complète, avec des rebords auxquels s'attache une capsule articulaire. C'est une véritable création appropriée aux besoins de la fonction, offrant toutes les apparences de la prévision la plus intelligente et réalisée avec le caractère le plus complet de l'intervention de la spontaneité vivante. Qu'y a-t-il cependant dans ce fait si merveilleux ? L'Académie va en juger. Dans les premiers temps de la luxation, la tête fémorale est séparée de la surface iliaque par toute l'épaisseur de la capsule. A la longue celle-ci, sous l'influence de la marche, s'amincit et se perfore dans le point où la tête fémorale frotte contre la table externe de l'iliaque. Bientôt les deux surfaces osseuses sont mises en rapport à travers la perforation de la capsule; il en résulte un gonflement et une provocation du périoste iliaque à la sécrétion osseuse. Celle-ci fournit bientôt des matériaux qui sont comprimés centralement par la tête fémorale et refoulés circulairement autour de l'espace où se meut la tête fémorale. Les débris de la capsule contractent adhérence avec le pourtour de la cavité nouvelle, et finalement se réalise avec tous les caractères et toutes les nécessités d'une véritable articulation et toutes les apparences d'un but intelligemment atteint, ce qui n'est que l'effet inconscient et fortuit de la fonctionnabilité, pour ainsi dire, automatique. Cet exemple, pour être tout à fait étranger à la question qui nous occupe, ne suffit-il pas pour donner une idée exacte du sens qu'il faut attacher à la prétendue spontanéité de l'organisme? Pour moi donc cette spontanéité n'est que la continuité de l'action imprimée à tout organisme; et, pour ce qui est de l'organisme vivant, c'est la continuité de son fonctionnement à l'état normal ou anormal. Je considère donc la spontanéité morbide dans son principe et dans ses résultats comme la continuité d'action de la fonctionnabilité pervertie. Nous verrons tout à l'heure la double confirmation de ces faits dans les différentes phases de l'infection purulente. J'entre immédiatement dans leur application.

§ II.

L'idée que se fait M. Chauffard de l'état morbide désigné sous le nom d'infection purulente est aussi absolue et aussi erronée que sa doctrine. Mais donnons la parole à l'auteur pour lui laisser tous les avantages de son style.

« La chirurgie française, dans ses longues études sur l'in-
« fection purulente, avait poursuivi un double but. Le premier
« consistait à fixer avec précision les caractères cliniques et ana-
« tomiques de l'infection purulente, à les distinguer de tous les
« accidents fébriles qui peuvent atteindre un blessé, à la con-
« stituer, en un mot, comme *unité et espèce morbide* ayant ses
« analogues nosologiques, mais néanmoins nettement définie et
« facile à distinguer au lit du malade.

« Pour nous, et pour l'école française dont nous défendons
« ici les œuvres contre les importations allemandes, l'infection
« purulente constitue un des états morbides les plus *nettement*
« *définis,* non-seulement par son appareil symptomatique propre,
« comme nous venons de l'indiquer, mais encore *par l'effroyable*
« *constance de sa terminaison,* et par le caractère si tranché de
« ses lésions. M. Verneuil nous dit que les terminaisons de
« la pyohémie sont vagues et variables ; de sa part, cette asser-
« tion est toute naturelle, puisqu'il confond la pyohémie avec la
« fièvre traumatique, et tous les accidents d'infection putride ou
« autres qui surviennent chez les blessés. Ainsi confondue avec
« tout ce qui n'est pas elle, il n'est pas étonnant que l'on dé-
« clare variable le *fait le plus invariable* de la maladie. Mais si
« l'on abandonne les vues systématiques, et si l'on considère
« l'infection purulente en vrai clinicien, comme nos maîtres le
« faisaient, *quelle fatalité dans le pronostic!* Je n'examine
« pas ici le plus ou moins de probabilité qu'offrent les quelques
« cas de prétendue guérison relatés par de savants observateurs;
« je ne me prononce pas, en particulier, sur celui qui nous a
« été présenté au début de cette discussion ; mais *l'extrême rareté*
« de ces faits, les doutes trop légitimes dont ils demeurent en-
« tachés, sont la plus manifeste preuve que nulle maladie n'offre

« un pronostic plus *absolument grave* que l'infection purulente
« et cette *terminaison constante ajoute à son histoire un caractère*
« *distinctif* malheureusement trop certain. »

Telle est l'idée nosologique et pronostique que M. Chauffard se fait de l'infection purulente. C'est un état absolu, à contours nettement accusés, ayant toujours les mêmes caractères, les mêmes formes et conduisant toujours fatalement à la même terminaison. S'il en était ainsi, nul doute que l'infection purulente ne fût la chose la plus nette, la plus facile à reconnaître, la plus claire pour la science, mais aussi la plus terriblement fatale pour l'art. Il n'en est heureusement pas ainsi. Or à cet absolutisme nosologique et à ce fatalisme thérapeutique, il nous suffit d'opposer la véritable pathogénie des faits pour comprendre immédiatement l'énorme différence qui sépare les deux systèmes.

Pour la doctrine de l'étiologie inductive et expérimentale, l'intoxication purulente représente une série d'états morbides différents et gradués, correspondants et subordonnés à la dose du poison, au degré de résistance de l'organisme, et à l'époque où l'on observe l'intoxication. Pour nous donc, la conception nosologique de l'intoxication purulente représente deux séries parallèles, l'une des différents degrés d'action de la cause toxique, l'autre des différentes formes sous lesquelles ces différentes actions se manifestent. Nous avous donné dès longtemps le nom de *série étiologique* à cette manière d'envisager la causalité réelle et matérielle aux prises avec l'organisme à ses différents degrés, dans ses différents modes et dans ses différents résultats.

Cette doctrine, mise à la disposition de l'observation clinique, éclaire et dissipe immédiatement toutes les incertitudes et rend compte des contradictions apparentes des résultats thérapeutiques. Avec elle il n'est plus nécessaire, il n'est plus possible de réduire l'intoxication purulente à une espèce morbide fixe, absolue, et ses terminaisons à une léthalité fatale. C'est par elle que j'ai été conduit à découvrir la période initiale de l'intoxication, période inaperçue jusqu'alors, et que j'ai cru pouvoir désigner sous le nom de *période prémonitoire* de l'infection purulente, pour rappeler le système d'idées auquel je la rattache.

Certes M. Chauffard, préférant à cette exposition méthodique des effets de la causalité toxique, l'incohérence et l'incertitude des faits sous lesquels on la lui présentait, n'était pas disposé à sacrifier son espèce nosologique. Voici, en effet, comment il juge les premières tentatives de la doctrine de l'intoxication purulente : « Tout cela demeure bien différent du tableau *régulier* que nous « offrent les vrais empoisonnements, bien différent aussi des *ef-* « *fets nosologiques des virus*, qui se montrent avec une si *flagrante* « *unité*, et qui, loin d'engendrer la confusion au sein de la pa- « thologie, y ont apporté les distinctions les plus *tranchées*, les « plus *irrévocables*. Je ne voudrais pas, messieurs, que ce tableau « pût être taxé d'exagération ; je le crois plutôt au-dessous de « la réalité, que la grossissant dans son expression. » (Bulletin, p. 466.)

Et c'est à M. Chauffard, à M. Chauffard, professeur de pathologie générale, qu'il faut rappeler la réalité clinique, si contraire à l'idée qu'il se fait des formes absolues des maladies virulentes. Voici bien des années que j'ai appelé l'attention sur les *formes ébauchées* de ces maladies. J'ai à peine besoin d'en rappeler les principales applications : le *choléra*, la *fièvre jaune*, la *fièvre puerpérale*, la *morve*, les *fièvres éruptives*, toutes les *maladies virulentes*, en un mot, jusqu'à la *pustule maligne* et la *rage*. En montrant que toutes ces maladies sont susceptibles de se manifester sous des formes à peine accusées, et proportionnées à la dose du poison et au degré de la résistance organique, j'ai non-seulement introduit dans l'étude de ces maladies le diagnostic étiologique, mais j'ai rattaché aux *espèces arrêtées* de la doctrine nosologique de M. Chauffard les *formes multiples* et souvent *méconnues* d'une causalité moins accentuée. C'est ce qu'on a vu à propos de l'intoxication purulente.

Mais entrons plus directement dans l'examen des phénomènes pathologiques de cette intoxication.

§ III.

Le premier et le plus capital de ces phénomènes, c'est la *fièvre traumatique.* Ce phénomène résume à lui seul les différents sys·tèmes en présence. C'est pourquoi il eût été utile que M. Chauffard donnât une idée nette de ce qu'il entend par traumatisme et par fièvre traumatique. Il est assez difficile de saisir cette idée dans le langage figuré de notre collègue. Mais ce qui est très-clair, c'est que pour lui la fièvre traumatique se rattache directement au système d'antagonisme et de réaction du corps vivant dont elle est une expression particulière, expression généralisée par cet aphorisme de Stoll : « *Febris est insurrectio vitæ mortem conantis depellere* » (1). Mais laissons à notre collègue le soin de donner à son idée les développements qu'elle comporte.

« Qu'est la fièvre traumatique dans sa forme ordinaire ? Nous
« répondrons : Une manifestation de réaction générale et com-
« mune, provoquée par le traumatisme et par le travail patholo-
« gique qui le suit. Il nous faut donner à cette réponse les déve-
« loppements qui doivent en déterminer le sens, en montrer l'é-
« tendue et la portée.

« Un organisme vivant, accidentellement frappé par un choc
« traumatique, ne supporte pas ce choc comme une machine

---

(1) Aphorismes sur la connaissance et la curation des fièvres, publiés par Max. Stoll, traduction de Corvisart, 1797, in-8°, page 4. Dans cette édition il y a : « *Igitur febris est affectio vitæ, conantis mortem avertere.* » Mais l'é-dition originale porte, si ma mémoire ne me trompe, l'expression plus énergique que j'ai reproduite, et qui est plus d'accord avec la doctrine de l'auteur.

« inerte, dont un ressort est violemment brisé. Dans la machine,
« toutes parties non atteintes par l'acte de violence *demeurent in-*
« *tacts; elles ne souffrent pas*; il n'y a qu'à réparer la partie vio-
« lentée ou brisée pour que la machine recouvre son intégrité
« et que son fonctionnement reprenne. Il n'en est pas ainsi dans
« un organisme vivant. Ici rien n'est isolé; pas un acte qui ne
« se réalise sans une convergence de tous les autres actes orga-
« niques; pas une fonction à laquelle ne participent toutes les
« autres fonctions; pas une sensation qui demeure locale et n'ait
« sa représentation plus ou moins manifeste dans l'économie
« tout entière, pas une souffrance, pas une lésion de tissu aux-
« quelles ne prenne part tout l'être vivant, sentant et réagissant.
« Le vieil aphorisme reste toujours jeune, *consensus unus, conspi-*
« *ratio una...*

« Examinons de près les actes prochains de la réaction trauma-
« tique. Une lésion traumatique exerce d'abord sur le système
« nerveux, localement intéressé, une action irritante intense.
« Cette action se réfléchit bientôt sur le système nerveux tout
« entier, et souvent alors se manifeste par un remarquable abais-
« sement de la température normale. »

Et plus loin :

« Mais la fièvre traumatique a des attaches plus intimes dans
« l'organisme vivant; elle ne représente pas uniquement l'ébran-
« lement et la détente du système nerveux; elle représente la vie
« *elle-même, la vie nutritive et plastique subitement émue* par une
« atteinte violente et engendrant cette longue série d'actes répa-
« rateurs qui conduisent le blessé à la guérison. On se trompe-
« rait grandement si l'on pensait que c'est dans la seule partie
« lésée que se préparent et que s'accomplissent les actes cura-
« teurs de la blessure; il y a là une fonction nutritive nouvelle,
« bien délicate à établir, qui a son retentissement dans toutes les
« humeurs et dans tous les tissus vivants, et qui exige la conver-

« gence et l'harmonie de toutes les forces, de toutes les facultés
« de l'économie. C'est l'organisme tout entier qui s'émeut et con-
« court à la fonction pathologique temporaire que le trauma-
« tisme suscite. L'établissement de cette fonction nécessite un tel
« travail, une telle élaboration dans l'organisme sentant et réa-
« gissant, qu'il s'accompagne ordinairement d'un trouble orga-
« nique général; la fièvre traumatique naît. Celle-ci représente
« donc, au point de vue général, ce que l'inflammation de la plaie
« représente au point de vue local : *un travail préparateur de la*
« *curation traumatique.* (BULL., p. 471.)

Arrêtons-nous un instant.

Et d'abord je suis obligé de relever une inexactitude commise
par notre collègue dans son appréciation des effets du choc d'une
machine inerte, dont les parties non atteintes resteraient intactes.
Je ne sais si M. Chauffard a eu quelquefois sa voiture violemment
accrochée par un maladroit. Je l'engagerais à se renseigner auprès
de son carrossier; celui-ci lui apprendrait sans doute que les parties directement atteintes ne sont pas, comme le pense M. Chauffard, les seules à réparer; que l'ébranlement général du système
exige le rétablissement des formes et rapports normaux de toutes
les parties ébranlées. Il en est de même de tout système, de tout
organisme dans lequel les parties sont agencées et harmonisées
dans un but à accomplir. Une montre et l'organisme humain ne
diffèrent sous ce rapport que par la délicatesse de leurs rouages
et la nature de la force qui les meut. L'ébranlement de l'une et
de l'autre se communique à toutes les parties et s'y généralise
suivant la délicatesse des organes atteints et leurs rapports avec
l'ensemble du système.

Mais laissons cette petite diversion, causée par le lapsus de notre
collègue, et suivons-le dans ses développements.

« On se tromperait grandement si l'on pensait que c'est dans la
« seule partie lésée que se *préparent et que s'accomplissent les*

« *actes curateurs de la blessure ; il y a là une fonction nutritive*
« *nouvelle*, bien délicate à établir et qui a son retentissement dans
« toutes les humeurs et dans tous les tissus vivants, et qui exige
« la convergence et l'harmonie de toutes les forces, de toutes les
« facultés de l'économie. C'est l'organisme tout entier qui s'émeut
« et concourt à la fonction pathologique temporaire que le trau-
« matisme suscite. L'établissement de cette fonction nécessite un
« tel travail, une telle élaboration dans l'organisme sentant et
« réagissant, qu'il s'accompagne ordinairement d'un trouble or-
« ganique général; *la fièvre traumatique naît.* Celle-ci représente
« donc, au point de vue général, ce que l'inflammation de la plaie
« représente au point de vue local : *un travail préparateur de la*
« *curation traumatique.* »

Jusqu'ici donc la fièvre traumatique est un phénomène de réaction commune, un acte préparateur de la curation traumatique.

« Largement motivée par le traumatisme, par l'impression pro-
« duite sur l'économie subitement frappée et par l'éveil de toute
« une succession d'actes destinés à la réparation organique des
« tissus, nous verrons plus tard comment la fièvre traumatique
« peut naître et sortir de cette double source d'émotions fébriles. »
A dire vrai, je préférerais de beaucoup quelque chose de plus clair,
de plus compréhensible; et c'est sans doute comme supplément
à ces définitions énigmatiques que plusieurs de nos collègues ont
demandé quelques éclaircissements sur le degré d'utilité et de
nécessité de la fièvre traumatique dans l'accomplissement du travail de réparation organique. Je suis obligé de le confesser, les
réponses de notre collègue ne m'ont guère paru plus satisfaisantes
que ses développements écrits. Tout ce qui m'a semblé ressortir
des unes et des autres, c'est que la fièvre traumatique, dans sa
forme ordinaire, est toujours, et dans toute sa durée, un fait de
réaction commune associé aux actes réparateurs que le traumatisme suscite (page 514).

Eh bien! pour moi, je le déclare très-explicitement, la fièvre traumatique est toujours l'expression d'un trouble, d'une souffrance de l'économie, toujours inutile, jamais nécessaire, et souvent nuisible au rétablissement du blessé.

Ici j'ouvre volontiers une parenthèse pour féliciter M. Chauffard de l'habileté avec laquelle il a mis à néant la doctrine septicémique, qui explique la fièvre traumatique dès sa première apparition par l'introduction dans le sang de matières toxiques fournies par les liquides altérés de la plaie. Notre collègue a eu beau jeu contre cette généralisation arbitraire. Mais il eût pu tourner ses regards d'un autre côté, constater la présence d'une autre doctrine qui, en faisant deux parts, deux périodes de fièvre traumatique, concilie ce qu'il y a de vrai dans la doctrine septicémique et dans la doctrine de la réaction nerveuse. L'Académie ne l'a pas oublié, sans doute, dans notre analyse étiologique de la fièvre traumatique; nous avons fait deux parts très-distinctes : la première au profit de la réaction nerveuse de la plaie, la seconde au profit de l'empoisonnement causé par les liquides altérés. Or les deux doctrines absolues, ainsi limitées à leur raison d'être, ainsi renfermées dans le domaine de leur causalité, en constituent une troisième, dans laquelle la fièvre, toujours considérée comme un témoignage de souffrance inutile, exprime, à sa première période, le retentissement de la lésion nerveuse de la plaie sur tout le système, et dans la seconde période, la pénénétration des liquides altérés dans le torrent circulatoire; ces deux périodes, marquées par des phénomènes ressortissant de leur causalité particulière, et celle-ci démontrée tout à la fois par la succession des faits qui l'engendrent et par les moyens de la supprimer à volonté par la suppression de ses éléments : *méthode sous-cutanée* et *occlusion pneumatique*. Mais n'anticipons pas, et rendons la parole à M. Chauffard, pour qu'il nous donne le dernier mot de la fièvre traumatique.

« Une maladie a sa vraie raison d'être dans une affection propre

« du système vivant; hors de là, il n'y a que l'étude des phéno-
« mènes et des signes physiques des maladies. Quelque intérêt
« qu'offre celle-ci, on ne saurait la substituer à la notion même
« de la maladie, et croire qu'elle peut en tenir lieu, soit dans la
« pratique, soit dans la science. Je ne prétends *pas donner une*
« *autre raison de la fièvre traumatique :* celle-là seule est valable,
« car elle part de l'ordre vivant, de la vie impressionnée et réagis-
« sante. » (BULLET., p. 481.)

Je ne sais comment l'Académie appréciera cette dernière explication; quant à moi, j'en demande pardon à notre collègue, j'y
trouve une certaine ressemblance avec celle si connue : « Voilà
pourquoi votre fille est muette. »

§ IV.

Après la fièvre traumatique, la suppuration. Qu'est-ce pour la
doctrine de M. Chauffard que la suppuration? Laissons-lui reprendre la chose de plus haut et suivons-le jusqu'au terme de sa course.
« La fièvre traumatique, nous l'avons vu, a pour condition patho-
« génique fondamentale le concours de l'organisme tout entier
« *aux actes préparateurs de la réparation traumatique.* La vie lo-
« cale des parties lésées s'émeut, se transforme, et entre en un
« travail profond qui, en se réfléchissant dans l'économie, suscite
« *la fièvre traumatique.*
« Mais bientôt le travail local s'organise, prend sa forme défini-
« tive, la plaie se couvre de bourgeons, la suppuration s'établit.
« A ce moment, la fièvre traumatique se calme et s'éteint par de-
« gré; la vie générale paraît se désintéresser des actes traumati-
« ques locaux; la sécrétion purulente, qui est ici l'acte majeur et
« essentiel, s'emble s'isoler et appartenir exclusivement à la partie
« lésée. Il n'en est rien, et la sécrétion du pus demeure un fait
« essentiellement et primitivement général. Elle a besoin, pour

« s'accomplir dans des conditions normales et réparatrices, du
« concours absolu de tout l'organisme; et ce concours, pour
« être efficace, veut le calme et l'harmonie de toutes les fonctions.
« C'est à ces seules conditions que le travail médicateur d'une
« suppuration plastique peut s'effectuer sainement et librement.
« Que le moindre trouble vienne impressionner l'organisme, qu'il
« subisse un accès fébrile, que les fonctions de nutrition s'affectent,
« que des souffrances morales, graves ou durables, atteignent le
« blessé, et toute l'œuvre traumatique se trouble, s'arrête, rétro-
« grade même ; les bourgeons charnus s'affaissent et pâlissent, la
« suppuration s'altère et tarit, la plaie prend un aspect mauvais.
« C'est que ce n'est pas la plaie qui fait le pus, c'est le blessé tout
« entier, c'est sa vie plastique, fondement de toutes les fonctions
« ou vies particulières de l'individu. Or la vie plastique a besoin
« que rien ne vienne distraire ou opprimer ses forces, pour que,
« silencieusement, elle puisse les tourner toutes à l'œuvre absor-
« bante et déprimante de la pyogénie. Toute émotion, toute dé-
« viation, toute faiblesse primitive ou acquise de la vie plastique
« est une condition de trouble pour l'activité pyogénique, une
« sorte de compromission pour la réparation traumatique, de
« danger même pour le blessé. »

Relevons d'abord le lapsus qui fait commencer la suppuration
après l'apparition des bourgeons charnus. Pour tous les chirurgiens il y a une période de suppuration antérieure à cette apparition, celle où la plaie est purement et simplement une surface
sécrétante, munie, suivant quelques-uns, d'une membrane pyogénique. Mais peccadille que cela. Extrayons de cette page, presque lyrique, deux propositions, à savoir, que la suppuration est
un fait essentiellement et primitivement général, et qu'elle constitue un travail médicateur et réparateur. Qu'il y ait des suppurations purement locales, sans fièvre, sans participation de tout
l'organisme, c'était trop vulgaire pour avoir besoin d'être rappelé,

et les besoins d'une doctrine qui fait incessamment intervenir le *consensus unus,* la spontanéité de l'organisme comme cause efficiente des phénomènes, peuvent seuls faire comprendre et excuser un tel oubli. Mais M. Chauffard a cru trouver dans les révélations les plus modernes du microscope un soutien aux vieilles erreurs de sa doctrine. On aurait constaté chez quelques blessés une hypergenèse de globules blancs, et ce dans trois conditions différentes : 1° M. Hayem, confirmé par MM. Conheim et Vulpian, a constaté autour de la plaie une surabondance de globules blancs, lesquels semblaient émerger des vaisseaux; mais cela ne dit pas que le sang en était imprégné; nous nous sommes servi du même fait (1) pour établir la provenance locale de ces mêmes globules blancs, et nous maintenons cette signification. 2° M. Brouardel a constaté dans le sang des varioleux *menacés de subir la série souvent si longue des abcès secondaires,* une accumulation tout à fait insolite, des leucocytes. Pour M. Chauffard, ces leucocytes, comme ces abcès, viennent on ne sait d'où; pour nous, ils viennent, comme dans les plaies d'une résorption du pus varioleux, lequel forme, comme à la suite de la résorption du pus des plaies. des abcès consécutifs métastatiques. « 3° Cette leucocythénie pyogé-« nique a été constatée, dans le sang même des blessés, alors que, « par suite de troubles graves, la fonction médicatrice, s'arrêtait « dans la plaie, que celle-ci se flétrissait, se desséchait, que des « frissons survenaient et que la pyohémie se déclarait. » La reproduction de cette phrase ne dit-elle pas, pour tous, la véritable provenance de ces globules blancs? Les symptômes cliniques de la résorption purulente, accusés par M. Chauffard lui-même, ne disent-ils pas d'où ils viennent, et ne donnent-ils pas la véritable raison de leur présence dans le sang ; c'est du moins ce que tous les auteurs avaient cru jusqu'alors.

---

(1) Page 8 de cette Étude.

Mais voici qui est plus grave. Pour M. Chauffard, le travail de la suppuration est un acte médicateur, réparateur ; la suppuration est donc utile et nécessaire. Pour peu qu'on presse M. Chauffard sur ce point, il est possible que, pour la suppuration comme pour la fièvre traumatique, il recule d'un pas. Mais en nous en tenant au texte ci-dessus reproduit, la suppuration, associée à la fièvre, constitue « l'acte *majeur* et *essentiel* du travail médicateur d'une suppuration plastique. » Une première difficulté se présente : comment s'expliquer que, pour exécuter ce travail de réparation plastique, l'organisme se serve d'un sang altéré, car M. Chauffard le dit explicitement, le sang qui doit servir à cette réparation est altéré.

M. Chauffard : J'ai parlé de l'altération comme effet de la fièvre traumatique.

M. J. Guérin : J'accepte la rectification. M. Chauffard a dit, en effet : « Toute fièvre entraîne par elle-même une suractivité ou « une perversion des combustions organiques, dont témoigne l'élé- « vation de température. C'est dans le sang que s'accumulent ces « déchets organiques exagérés ou de nature spéciale ; dans toute « fièvre le sang est fébrile, c'est-à-dire altéré. » (Bulletin, p. 475.) C'est donc la fièvre qui altère le sang du blessé. Ainsi, comme la fièvre traumatique précède la suppuration, j'ai donc le double bénéfice de la rectification de M. Chauffard. Mais j'ai mieux que cette induction ; je retrouve le passage où notre collègue affirme de lui-même l'état pathologique du sang chez le blessé qui va suppurer. « Chez le blessé, dit M. Chauffard, le sang est donc « dans un état pathologique, que cet état soit ou non appréciable « à nos moyens d'investigation. » (Bullet., p. 503.)

Ainsi, messieurs, voilà cet acte majeur, essentiel, ce travail médicateur, cette œuvre de réparation plastique, auxquels on donne comme préliminaire un sang altéré par la fièvre, un sang dans un état pathologique. Avouons-le, la doctrine de notre collègue n'est

pas difficile. Mais il faut distinguer entre les conclusions et les prémisses. C'est que, si le sang des fébricitants et des blessés peut
être altéré, la suppuration n'est ni utile ni nécessaire, ni un travail
majeur essentiel, ni une œuvre de réparation plastique; c'est tout
simplement une période pathologique, un intermédiaire de fonc-
tionnalité pervertie entre la lésion des parties et leur réorganisa-
tion; période inutile, dangereuse, bonne à supprimer, et que la
méthode sous-cutanée a eu le bonheur de supprimer, en suppri-
mant la suppuration et en lui substituant d'emblée le travail d'organisation immédiate. Devant ce fait considérable que devient tout
l'échafaudage de la doctrine de M. Chauffard ? Que devient cette
causalité mystérieuse devant ce simple fait : que la même plaie pratiquée à ciel ouvert suppure fatalement, et pratiquée sous la peau
et maintenue à l'abri du contact de l'air ne suppure pas, ne suppure jamais? Ce mot jamais a singulièrement effarouché mes contradicteurs à l'époque où je l'ai affirmé pour la première fois.
Mais aujourd'hui il est devenu l'expression de la pratique universelle et la condamnation irrévocable de la doctrine de M. Chauffard.

§ V.

Mais passons à un troisième acte de la pathologie du blessé, à
l'altération du pus des plaies. La théorie de notre collègue se sim-
plifie de plus en plus. C'était l'organisme qui refaisait le sang normal, la suppuration médicatrice et réparatrice, avec un pus fébrile
altéré ; le voici qui, — continuant son œuvre sous l'influence des
causes que M. Chauffard nous dira, — altère, par sa propre influence, par sa spontanéité, le pus, avant qu'il n'apparaisse à la
surface de la plaie. Mais reproduisons d'abord le texte de notre
collègue : « Sous des influences étiologiques que nous détermine-
« rons bientôt, *le mouvement pyogénique normal et médicateur*

« *s'altère*, se pervertit, dénature la masse entière des humeurs ;
« l'organisation saine et vivante ne résiste plus ; elle passe toute à
« la maladie, et celle-ci, en acquérant ce degré de puissance, se
« détermine, s'achève, contracte le caractère spécifique. L'activité
« pyogénique semble devenir l'activité fondamentale et unique
« de l'organisme ; la vie plastique pousse tout à la purulence ;
« le sang devient pus ou engendre du pus partout. » (Bull.,
p. 508.)

Pour nous, l'Académie le sait, les choses se passent tout autrement. Nous n'avons pas besoin, en premier lieu, de ce concours
merveilleux de l'organisme pour produire l'altération du pus. Du
pus simplement exposé à l'air y subit les mêmes altérations qu'à
la surface des plaies : il fermente, il se putréfie ; et à la surface des
plaies il fermente et se putréfie comme dans un vase inerte, lorsqu'on l'y laisse stagner, lorsqu'on n'emploie pas les soins propres
à prévenir l'action de l'air et des ferments qu'il renferme. A cette
étiologie si simple, si solidement établie, si généralement acceptée,
quelle étiologie substitue notre collègue ? Ce sont les émotions mo-
rales d'abord, puis l'encombrement des blessés, les ambulances
nombreuses, le séjour dans les grandes villes, toutes influences
qui, suivant notre collègue, se résolvent en une action débilitante
sur l'organisme, en une altération des humeurs, lesquelles n'apportent plus à la spontanéité vivante les matériaux et conditions
nécessaires à une suppuration normale et réparatrice. Cependant
M. Chauffard va jusqu'à admettre la théorie miasmatique comme
reposant sur *une vue juste*, celle que « les milieux infectieux con-
« stituent une des causes étiologiques les plus puissantes dans
« la genèse de l'infection purulente. » Mais avant d'aller plus loin,
faisons remarquer que le genre d'altération que notre collègue
refuse d'admettre dans les liquides baignant la plaie, il se montre
assez disposé à l'admettre pour le sang, pour les humeurs. Or,
comme il professe que le sang des purulents contient déjà du

pus, il refuse au pus extérieur complet ce qu'il accorde pour le pus incomplet. Mais peccadille que cela. Ne lui objectons même pas que le premier venu peut constater, à l'odeur, à la couleur et à la consistance du pus altéré à la surface des plaies, le fait matériel de cette altération, alors que jusqu'ici personne n'a constaté primitivement de pareilles altérations dans le sang des blessés. Terminons par un ordre de faits que M. Chauffard ne connaît pas, sans doute, mais que je livre à son appréciation.

Durant mon séjour à l'Hôpital des Enfants, alors que j'y occupais un service qui a causé tant d'émoi aux chirurgiens de l'époque, j'y ai fait une multitude d'opérations sous-cutanées qui n'ont jamais suppuré. Cependant j'en ai fait de toutes les dimensions, — au point que j'ai été accusé d'y pratiquer l'opération césarienne, — et je les ai faites au milieu des conditions les plus antihygiéniques, c'est-à-dire dans une atmosphère remplie des émanations de toutes les maladies, des typhiques, des varioleux, des tuberculeux, des scarlatineux. Non-seulement aucune de mes plaies n'a subi les influences de ce milieu, mais, chose à peine croyable, plusieurs de mes opérés ont contracté la rougeole, la scarlatine, quelques jours après l'opération, et chez aucun la maladie n'a produit le moindre accident du côté de la plaie et, j'oserai dire, n'a entravé en aucune façon la marche de la guérison.

Que deviennent, en présence d'un tel fait, les éléments étiologiques généraux invoqués par M. Chauffard pour expliquer l'aberration du travail de la spontanéité organique?

Je reproduis pour la fin un argument décisif, formidable, qui résume presque tous les autres et qui a été opposé par notre savant collègue M. Gosselin à la doctrine de M. Chauffard ; pour n'en rien atténuer, j'en cite le texte et le texte de la réponse de M. Chauffard.

« Je voudrais savoir, dit M. Gosselin, comment cette *har-* « *monie* et ce *consensus* aboutissent à une si dangereuse per-

« turbation lorsque les os participent au travail suppuratif. Qu'on
« ne me dise pas (ajoute-t-il aussitôt) que la vie est plus profondé-
« ment atteinte dans le cas où les os ont éprouvé une solution de
« continuité; car je renverrais à nos fractures sans plaie qui, si
« comminutives qu'elles soient, si violente qu'ait été l'action trau-
« matique, ne sont suivies le plus souvent d'aucune fièvre, et se con-
« solident sans dérangement notable de la santé. »

Qu'a répondu M. Chauffard? Voici :

« Les discussions ont leurs surprises ; je ne puis dissimuler celle
« que j'éprouve devant une pareille fin de non-recevoir. Pour qu'il
« fût permis de s'y rendre, il faudrait que les situations mises en
« présence fussent comparables, au moins dans leurs traits essen-
« tiels. En quoi le travail qui s'opère dans une fracture sans plaie
« peut-il se comparer au travail des fractures avec plaie extérieure?
« L'un reste un travail d'exsudation plastique, que l'inflammation
« ne vient jamais dénaturer, de bourgeonnement presque sain et
« physiologique des extrémités fracturées, sans tendances à la pu-
« rulence, à l'ostéo-myélite suppurante ou non; c'est une œuvre
« de réparation accomplie comme par une suractivité salutaire de
« la nutrition normale; et l'on prétendrait soumettre cette sorte de
« reconstitution organique aux mêmes lois, aux même conditions
« de réaction générale que la plaie avec fracture, où l'œuvre de ré-
« paration va être si laborieuse, si lente, si facile à altérer, où tout
« est pathologique et normal, où tous les rapports vivants doivent
« se transformer pour aboutir à la suppuration des parties molles
« et des os !

« Non, les plaies *ouvertes* des os longs soulèvent dans l'économie
« un *consensus* morbide sans analogie avec celui que provoquent les
« fractures *fermées* ; il y a d'un côté un travail pyogénique profond
« qui manque absolument de l'autre. Et il en est ainsi, même dans
« les cas réguliers, dans ceux ou nulle complication ne survient,
« où les os qui suppurent ne participent que dans la mesure vou-

« lue à un travail qui demeure *médicateur ;* mais combien la diffé-
« rence s'accroît et arrive à des extrémités d'éloignement, lorsque
« les os fêlés ou contondus s'enflammant sous des conditions plus
« ou moins appréciables, sont atteints d'ostéo-myélite suppurante
« aiguë, diffuse ou limitée ! Alors véritablement l'art est bien près
« d'être vaincu, la vie d'être eutraînée à la purulence, la pyogénie
« de se convertir en pyohémie maligne ; et c'est un tel état que
« l'on veut mettre en regard de la fracture sans plaie ! Où trouver,
« en pathologie, des cas moins comparables ? »

Nous dirons à notre tour que les discussions ont leurs surprises ;
mais la nôtre, pour être moins grande que celle de M. Chauffard,
n'en est que plus motivée. Quoi, voici qu'on lui objecte deux faits
qui, suivant sa théorie, devraient avoir la même issue et qui produisent au contraire les résultats les plus diamétralement opposés ;
il vous répond qu'à cause de cette différence ils ne sont pas comparables. Il ne s'agit pas de cela vraiment ; il s'agit de dire pourquoi ces deux faits, qui se trouvent, suivant votre théorie étiologique, dans des conditions initiales identiques, et ne diffèrent entre
eux que parce que dans l'un la plaie communique avec l'air, dans
l'autre elle reste fermée, se conduisent cependant de la manière
la plus radicalement opposée. Au lieu de répondre catégorique-
ment, au lieu de prouver comment la différence des deux plaies
peut modifier, que dis-je ? changer du tout au tout le caractère du
travail de curation plastique de la spontanéité organique, M. Chauffard écrit une très-belle, très-éloquente page sur le travail d'organisation immédiate, que je lui eusse volontiers empruntée plus tôt
pour caractériser ce nouvel ordre de faits physiologiques. Mais
pour que notre collègue ne puisse pas ne pas avoir compris toute
la portée de l'argument de M. Gosselin, je vais le lui reproduire
en le simplifiant encore. Voici deux fractures comminutives : l'une
sans ouverture de la plaie, l'autre avec ouverture. La première
guérit sans fièvre traumatique, sans suppuration et sans altération

des liquides épanchés ; l'autre réalise au complet ces trois ordres d'accidents et se termine par la mort. Eh bien! que faut-il pour que la première subisse les accidents de la seconde? Pratiquer un petit trou au niveau du foyer de la plaie sous-cutanée et maintenir par le petit trou la communication de l'air avec la plaie. Que faut-il, au contraire, pour que la seconde plaie reprenne les conditions de bénignité de la première? Tout simplement fermer le trou cutané, mais le fermer de façon à ce que l'air ne pénètre pas dans la plaie; or, c'est ce que fait l'occlusion pneumatique. Elle ne change pas, à coup sûr, les conditions d'harmonie plastique de l'organisme, mais elle supprime la cause que nous considérons comme l'agent d'inflammation des solides et de corruption des liquides. Si M. Chauffard n'était pas suffisamment édifié, je finirais en lui citant les abcès par congestion, si bénins, chez des individus qui continuent, malgré leur abcès et la maladie qui les détermine, à offrir toutes les apparences de santé et même de fraîcheur, et qui, au lendemain d'un coup de trocart direct, sont accompagnés d'altérations du pus, de frisson, de fièvre et parfois de résorption purulente.

En présence de ces faits, je porte le défi à M. Chauffard de donner une explication précise et capable de maintenir sa doctrine de l'influence pathogénique de l'air.

L'Académie voudra bien le remarquer, je ne considère cette influence ni comme exclusive ni comme absolue. J'ai eu soin, dans l'énoncé de la formule étiologique des altérations du pus, de faire intervenir les ferments atmosphériques aussi bien que les ferments organiques, les uns et les autres soumis à la loi que nous avons posée « de la multiplication des principes virulents en « quantité et en qualité, sous l'influence de l'activité spontanée « de l'organisme. » Je n'ai pas besoin de rappeler l'origine de ces ferments, microphytes, déchets organiques, éléments cachectiques, etc.; il me suffit d'en citer la source. Or la spontanéité organique s'exerce avec ces matériaux, germes de contamination, c'est-à-dire que les fonctions continuent à s'exercer avec un sang imprégné de ces éléments cacochimiques ; et, sous l'influence de la spontanéité organique, elles donnent naissance à des produits en rapport avec ces éléments.

Qu'il me soit permis, à cette occasion, de rappeler que le premier j'ai exposé cette théorie de la formation et de la multiplication des éléments virulents et contagieux, à l'occasion des discussions sur la fièvre jaune et la morve. Elle a quelque valeur, cette théorie, puisque notre savant collègue M. Chauffard l'a rendue sienne dans son ouvrage sur les maladies virulentes et qu'il l'a reproduite également comme sienne dans sa dernière argumentation (1).

Nous voici donc en possession de l'élément toxique, que M. Chauffard dit engendré dans le sang par la fièvre traumatique pervertie, et que nous disons, nous, formé le plus généralement à la surface de la plaie. Voyons comment ce poison, c'est-à-dire le pus altéré, pénètre dans l'organisme, et y produit toutes les

---

(1) M. Chauffard s'est défendu de cette assertion en disant que le fait de la multiplication des virus, et leur production spontanée sous l'influence de causes communes, la morve, par exemple, est de notion vulgaire. S'il en était ainsi, ce que nous contestons, pourquoi, dans son discours académique, M. Chauffard aurait-il signalé ces idées comme méritant une attention particulière, et aurait-il rappelé l'ouvrage où il les a exposées pour la première fois ? « Nous avons « démontré, avait-il dit, dans notre livre sur la spontanéité et la spécificité « morbide, que la spécifité — *contrairement aux opinions reçues* — avait son « caractère essentiel, non dans l'intervention d'une cause spécifique, comme « cause productrice de la malade, mais dans *la génération de produits spéci-* « *fiques par la maladie, que celle-ci soit née de causes communes* ou de causes « spécifiques. »

Depuis notre revendication, M. Chauffard a décliné toute priorité, « attendu, « a-t-il dit, que ce sont là des vérités reconnues de tout temps. » C'est une façon commode en vérité et quelque peu nouvelle de rendre à César ce qui appartient à César, que de donner à tout le monde ce qu'on avait trouvé bon de prendre et de garder pour soi.

altérations dont l'ensemble constitue l'infection purulente généralisée.

§ VI.

Nous avons démontré, dans la première partie de cette étude,
que l'absorption s'exerce incessamment à la surface de toutes les
plaies ; si nous avions eu besoin d'un supplément de preuves, que
nous regardons comme tout à fait superflu, nous l'aurions trouvé
dans l'observation rapportée par M. Chauffard, d'un tuberculeux
auquel il procurait invariablement du sommeil en saupoudrant
chaque jour la surface d'un de ses cautères avec un sel de mor-
phine. Nous pouvions donc considérer comme suffisamment
certaine, même dans l'esprit de M. Chauffard, la propriété absorbante des plaies. Aussi avons-nous établi sur cette base physiologique le fait de la pénétration du pus altéré dans le sang des
blessés par les veines ouvertes d'abord, par les lymphatiques sec-
tionnés, et par les vaisseaux absorbants proprement dits. Mais,
en présence de cette conclusion, notre collègue, oubliant son
malade aux cautères, se hâte d'apporter à sa précédente déclaration les restrictions qui suivent :

« Pour moi, le pouvoir absorbant des plaies ne prouve nulle-
« ment que les plaies absorbent les liquides qu'elles sécrètent, ou
« du moins qu'elles absorbent ces liquides tels quels, et que ceux-
« ci entrent dans la circulation dans le même état que celui où
« ils sont à l'état libre et.à la surface de la plaie. »

Et plus loin il ajoute :

« Mais pour donner une apparence de valeur à des conclusions
« aussi précipitées, il faudrait au moins qu'il fût démontré que
« ces liquides qui exsudent sur la surface des plaies, et qui sont
« à tel point vénéneux, sont normalement résorbés, introduits
« dans le torrent circulatoire, et y produisent leurs effets pyrogé-

« nitiques, comme chez les chiens qui ont subi l'injection. Mais
« cette démonstration, on ne la donne pas; on avoue même que
« cette prétendue absorption des liquides des plaies est entière-
« ment hypothétique; on la présume sans en fournir aucune
« preuve directe. » (BULL., p. 461.)

Notre doctrine avait donc perdu le bénéfice de la première déclaration de M. Chauffard.

Mais on ne songe pas à tout. L'intoxication purulente n'a pas
plus que les autres intoxications le privilége d'agir d'une manière
absolue; elle est sujette aux variations résultant de la dose du
poison, du degré de résistance de l'organisme et de beaucoup
d'autres causes qui caractérisent l'instabilité de tous les actes de
l'économie. M. Chauffard, croyant trouver dans cette instabilité de
l'action du poison un argument contre la doctrine de l'absorption
absolue, s'écrie : « *Les plaies absorbent en tout temps*, en tous
« lieux, sur tous les blessés ; il n'est pas de variations inattendues
« en ce genre; il n'est pas de poison qui, mis à la surface d'une
« plaie, tantôt ne produise aucun effet, et tantôt des effets fou-
« droyants, car les nouveaux théoriciens admettent des septicé-
« mies foudroyantes. (BULL., p. 463.)

Ainsi, messieurs, pour M. Chauffard, tantôt l'absorption des
plaies est un axiome physiologique, tantôt c'est un fait douteux,
plus loin c'est un fait certain, invariable et absolu, le tout suivant
les nécessités de la cause. Avec une pareille doctrine, on ne saurait se trouver dans l'embarras.

Mais pour nous, dont les principes ne varient qu'avec les faits
qui les dominent, nous donnons à M. Chauffard la raison d'un
fait qui paraît beaucoup l'étonner. Certaines eschares morbides,
qui devraient empoisonner le malade, n'exercent sur lui aucune
influence. Il y en a bien d'autres de ce genre que notre collègue
paraît ignorer et qui reposent sur un fait physiologique dont on a
fait une méthode chirurgicale. Tous les chirurgiens savent au-

jourd'hui que la cautérisation a pour effet non-seulement d'obli·
térer les vaisseaux de la surface cautérisée, mais ils savent aussi
que cette oblitération s'étend beaucoup plus loin que le point
cautérisé. Ainsi, lorsque l'on traite les varices par les caustiques,
on voit que les veines sont oblitérées par des caillots obturateurs,
quelquefois dans l'étendue de plusieurs centimètres. Cela ne
tient pas à l'arrêt du sang, puisque le fait s'observe également
dans les portions de veines situées au-dessus de la partie cautérisée.

Ce fait généralisé est devenu, ai-je dit, le point de départ d'une
méthode chirurgicale qui témoigne tout à la fois en faveur de
l'absorption des plaies et des bons effets de la méthode comme
moyen prophylactique contre l'intoxication purulente. Tout le
monde connaît les avantages des caustiques sur le bistouri; mais
dans l'espèce, la cautérisation des surfaces des plaies, l'écrasement linéaire, etc., témoignent à l'envi en faveur de notre doctrine. L'occlusion pneumatique, qui prévient et suspend à
volonté la résorption purulente quand elle commence à se manifester, achève de lever tous les doutes à cet égard.

§ VII.

Un hasard, qu'on pourrait dire intelligent, m'a forcé, vu l'heure
avancée, d'arrêter mon argumentation juste au mument où je
venais de finir l'inventaire des éléments étiologiques qui préparent
et précèdent la généralisation de l'intoxication purulente. Il ne
me restait donc plus qu'à aborder et à définir cette généralisation dans ses rapports avec les doctrines que j'ai mises en présence.

Mais plusieurs personnes ne paraissent pas avoir saisi nettement
le caractère et les motifs de mon argumentation. Je n'ai pas eu
pour but de contrôler et de combattre toutes les assertions qui

pourraient l'être, mais de discuter spécialement la doctrine appliquée par notre collègue M. Chauffard à la pathogénie des plaies et à l'infection purulente en particulier. A cette doctrine j'en ai opposé une autre, que je crois mieux fondée, à savoir : l'*étiologie inductive et expérimentale.*

En effet, j'ai mis constamment en regard des principes et des applications du vitalisme modernisé de M. Chauffard les principes et les applications de la doctrine étiologique.

A l'*antagonisme* du système vivant, j'ai opposé la persistance de tout système organisé, quel qu'il soit, au milieu de causes perturbatrices insuffisantes pour en arrêter le fonctionnement.

Au *consensus unus* j'ai opposé l'action collective de tous les éléments harmonisés d'un système agissant, quelle que soit la nature du moteur.

A *la spontanéité* organique et pathologique, que j'ai définie la *fonctionalité continue,* j'ai opposé l'action non interrompue de cette fonctionalité normale ou pervertie.

Finalement, j'ai montré que les deux systèmes se résolvent dans une étiologie différente : l'un, l'étiologie de la spontanéité vivante; l'autre, l'étiologie des vraies causes, *veræ causæ* de Newton, ou *étiologie positive expérimentale.*

Il s'agit donc bien de deux systèmes, sous l'inspiration desquels tous les faits, toutes les particularités, toutes les phases de la pathogénie des plaies sont déterminés, appréciés et réglés d'une manière différente et spécialement différente.

C'est ce qui est ressorti de la manière dont nous avons considéré comparativement :

La fièvre traumatique,

La suppuration,

L'altération du pus,

L'absorption du pus altéré.

La *fièvre traumatique,* considérée par nous comme l'expression d'une souffrance, d'un état pathologique inutile et dangereux, par opposition à la doctrine vitaliste, qui voit dans la fièvre traumatique une réaction préparatoire à l'acte curateur et réparateur de la suppuration ;

La *suppuration* considérée par M. Chauffard comme le fait majeur d'une fonction réparatrice, et par nous comme un état pathologique de transition utile à supprimer, parce qu'il est le point de départ du danger ; suppression qu'on est toujours sûr d'obtenir dans les plaies sous-cutanées et par la méthode qui les réalise ;

Les *altération du pus*, considérées par notre collègue comme l'œuvre de la spontanéité organique pervertie, et par nous comme le résultat d'une action chimique déterminée par les ferments extérieurs ou intérieurs et s'exerçant d'abord à la surface des plaies, comme sur du pus exposé à l'air dans un vase inerte ;

Finalement, la *pénétration du pus dans l'organisme* par les voies de l'absorption, absorption tantôt proclamée, tantôt niée, tantôt réacceptée par notre collègue, suivant les besoins de sa cause.

Ces différents points de vue se résolvent donc, de part et d'autre, dans une étiologie différente, si ce n'est complétement opposée.

Voyons maintenant comment, sous l'empire de l'un ou de l'autre système, l'intoxication purulente se réalise et se généralise.

§ VIII.

Pour n'être pas exposé à faire dire à notre collègue plus ou moins qu'il ne dit, je demande à l'Académie la permission de lire le passage textuel du discours de M. Chauffard où il a exposé et résumé son système.

« Or, qu'advient-il lorsque cet équilibre pathologique est trou-
« blé, lorsque la suractivité pyogénique du blessé est déviée de son

« évolution normale ? Il arrive alors ce qui survient toujours en
« pareil cas : c'est que, vaincue, la partie saine de l'organisme est
« entraînée dans le tourbillon morbide ; la maladie s'assimile par
« degrés l'organisme ; celui-ci se transforme bientôt ; il ne con-
« serve plus rien d'hygide ; il est absorbé, converti dans le mode
« morbide qui s'est emparé de lui ; plus rien ne subsiste ; une
« certaine apparence organique peut sembler se dérober à cette
« conquête du mal ; en puissance, sinon dans le fait visible, la
« conquête est complète. C'est ainsi que, à un moment donné, le
« cancéreux devient tout cancer, le tuberculeux tout tubercule,
« l'athritique tout rhumatisme ou tout goutte, le syphilitique tout
« syphilis, le typhique tout typhus. De même le blessé pyogéni-
« que peut devenir tous pus ; la pyogénie est crée. » (BULL.,
p. 505.)

Et plus loin :

« C'est l'organisme vivant qui conçoit et conduit la fièvre trau-
« matique et son évolution ; c'est lui qui se fait pyogénique, qui
« engendre le pus en son sein vivant et dans la plaie qui lui est
« attachée, c'est lui enfin qui se transforme et passe soit à l'état
« pyohémique commun, soit à l'état pyohémique malin. Cette
« marche ascensionnelle de la maladie, l'organisme blessé l'opère
« de lui-même, *par ses seules forces*, par *son activité physiologique*
« *et pathologique*, par ses facultés génératrices qui, de l'impression
« morbide, montent jusqu'à la création de la maladie achevée et
« spécifique. » (BULL., p. 506.)

Le tableau est complet : c'est l'organisme, c'est la spontanéité
organique qui fait le pus, qui le distribue d'emblée partout, qui
en infiltre l'économie. Ce que nous avons vu précédemment des
actes préparateurs de cette généralisation pourrait nous dispenser
de discuter le mécanisme de cette dernière, qui n'est qu'une sorte
de conclusion des prémisses de la doctrine. Mais notre collègue
nous fournit de lui-même, par les exemples qu'il cite de la géné-

ralisation de la syphilis, du cancer, du tubercule, etc., une trop belle occasion de compléter notre comparaison entre les deux doctrines pour ne pas en profiter.

Est-ce vraiment de la façon dont parle M. Chauffard que la syphilis envahit l'économie. Jusqu'ici personne ne soupçonnait que ce fût l'acte de la spontanéité organique. Il n'est pas un praticien qui ne crût que la vérole débute par une inoculation, généralement par un chancre; que le principe virulant ne montrât pas les traces de son passage, le chemin qu'il a pris; que les bubons de l'aine ne marquassent pas sa première étape; les lois si bien posées, si bien réglées de son parcours ne disent-elles pas, à quelques jours près, toutes les phases, tous les accidents de son voyage.

Et le cancer? Où donc sont les preuves que l'intoxication, que la cachexie cancéreuse soient l'œuvre de la spontanéité de l'organisme? D'ordinaire le cancer est un premier produit de l'hérédité. Mais quelle que soit son origine première, lorsqu'il se manifeste localement sous la forme d'une tumeur sous-cutanée, il peut y rester longtemps, des années même sans accidents, sans empoisonner l'organisme; mais dès qu'il s'ulcère, dès qu'une suppuration de mauvaise nature le féconde sous l'influence de l'air, il envoie immédiatement ses produits par toutes les voies vasculaires émergeant de son foyer; dès lors la cachexie cancéreuse se réalise.

Et la tuberculose ne se généralise-t-elle pas de la même manière? Il y a longtemps que j'ai signalé le mécanisme de cette généralisation (1), qui n'est, à vrai dire, que la répétition de ce qui se passe pour la généralisation de la syphilis et du cancer. La semence tuberculeuse, diluée par la suppuration et vivifiée par son exposition à l'air, lors de l'ouverture des foyers où elle s'accumule, poumons ou extrémités articulaires, est absorbée et portée partout, à travers

---

(1) *Discussions sur la tuberculose*, BULL. DE L'ACADÉMIE, 1869.

les poumons, le foie, les intestins, le tissu cellulaire, et laisse partout sur son passage la graine qui doit la multiplier et la généraliser.

Citerai-je encore la piqûre anatomique, où tout est matériel, visible, tangible, où l'on voit mieux encore que dans les exemples précédents comment un principe virulent inoculé part d'un point précis d'une plaie insignifiante, et va graduellement infecter, que dis-je? empoisonner l'économie? Il n'est pas jusqu'à la variole inoculée qui ne nous révèle le mécanisme de sa prise de possession de l'économie.

Il y a donc dans les divers exemples fournis par M. Chauffard lui-même la démonstration de la théorie contraire à celle qu'il a voulu établir et la condamnation de cette dernière. Que l'organisme, que la spontanéité organique participent à ce travail de généralisation, nul ne le conteste, et nous verrons plus loin à régler le compte de son intervention. Pour le moment, nous nous croyons fondé à dire que la généralisation de l'infection purulente des plaies s'opère suivant le mécanisme des autres générations infectieuses, par l'absorption locale du pus infecte d'abord, par l'entrée incessante de nouvelles ondées purulentes dans le torrent circulatoire, par la multiplication des éléments virulents, et finalement par le dépôt de principes toxiques dans les différents organes, dans les différents tissus, suivant certaines lois et avec le concours des puissances dynamiques et des différences d'organisation de chaque système. C'est ainsi que le poumon, le foie, les intestins, les reins, le cerveau, deviennent les principales stations de ce parcours, et finalement l'économie tout entière est envahie et comme infiltrée par l'intermédiaire du sang complétement contaminé.

Que résulte-t-il de ce tableau général, mais exact, du mécanisme matériel de l'infection purulente généralisée, si ce n'est celui d'un empoisonnement ordinaire, par l'arsenic, par exemple, dont la toxicologie moderne a si bien dévoilé les mystères et suivi les détours? Je sais bien que notre collègue, voulant caractériser cette doctrine de l'intoxication purulente généralisée avec une sorte de dédain, s'est écrié : Ce n'est plus qu'une sorte de toxico-logie substituée à la pathologie. Nous acceptons le reproche, de quelque hauteur qu'il nous soit adressé, et nous le méritons bien plus que ne pourrait le croire M. Chauffard, car nous croyons très-sincèrement que les progrès les plus positifs, les plus certains de la médecine, auront pour résultat de l'amener, pour le plus grand nombre des maladies, à une sorte de toxicologie générale. Ce ne sera pas la toxicologie des poisons minéraux ou végétaux, mais des causes agissant comme des éléments nuisibles pénétrant ou se développant dans l'économie et y réalisant de véritables intoxications d'un ordre plus délicat, plus difficile à constater, mais dont le mécanisme et les lois seront éclairés par le méca-nisme et les lois de la toxicologie spéciale. Nous nous éloignons donc de plus en plus sous ce rapport de notre collègue, aussi bien pour l'avenir que pour le présent.

Mais les choses ne se passent pas aussi simplement et d'une façon aussi régulière que l'indiquerait la formule de l'infection purulente généralisée. Il faut entrer dans la réalité clinique, et là surgissent toutes les causes intercurrentes, éventuelles, toutes les circonstances de dédoublement étiologique à prendre en consi-dération, pour ne pas substituer l'idéal à la réalité. Ici nous sommes obligés de nous occuper des réserves que M. Chauffard a faites lui-même à l'endroit des causes extérieures, auxquelles il conserve un certain rôle d'agents secondaires de la spontanéité organique.

Mais quelles sont les causes et quel genre d'action leur prête-t-on? L'Académie les connaît, ce sont les affections mo-rales, les conditions antihygiéniques, l'encombrement, le séjour des villes, les ambulances, le voisinage d'autres blessés; toutes causes qui se résoudraient en provocations , en appels à la spontanéité organique, ou qui seraient susceptibles de diminuer la pureté ou la valeur des éléments sur lesquels elle a à opérer. « Et quand j'invoque, dit M. Chauffard, la spontanéité organique, « je n'entends pas invoquer, comme on le répète trop souvent, « un pouvoir capricieux et sans règles. *Agir spontanément n'a a jamais signifié agir sans cause*, mais *trouver sa cause en soi;* et « trouver en soi la cause effective de ses actes, n'est en rien sup- « primer les causes occasionnelles et provocatrices. Les occasions « et provocations morbides, au contraire, sous-entendent tou- « jours une spontanéité à laquelle elles s'adressent; sinon les « unes et les autres seraient causes effectives et déterminantes. » (Bull., p. 516.)

L'action des causes extérieures, dans le système de M. Chauffard, est donc, pour ainsi dire, purement nominale et complétement négative de leur valeur réelle. Je ne saurais en donner une meilleure preuve qu'en citant le passage suivant, emprunté à une publication récente, du plus grand intérêt, qui a pour auteur notre éminent collègue M. Pidoux, l'un des plus fervents adeptes du vitalisme : « Trop de spontanéité, dit M. Pidoux, finit par sup- « primer la science et détruit toute étiologie (1). » L'Académie comprendra toute la portée de ce peu de mots du coreligionnaire de M. Chauffard. Ils ont été écrits à propos de son argumentation; quant à moi, j'y trouve le résumé de ma critique et l'entière condamnation du système de notre collègue. En effet, Messieurs, la spontanéité organique, comme l'entend M. Chauffard, c'est la négation de toutes les causes qui interviennent dans la pathogénie des plaies et le mécanisme de l'infection purulente. Je

---

(1) Tribut médical a la question chirurgicale de l'infection purulente; par M. Pidoux, membre de l'Académie nationale de médecine. In-8°, 1871, p. 17.

ne parle pas seulement des causes principales, de celles qui président à la formation du pus, à la fièvre traumatique, à l'altération du pus ; je parle encore de toutes les causes accessoires, complémentaires, qui traversent et compliquent l'évolution de l'intoxication purulente, depuis son commencement jusqu'à sa fin.

Ainsi M. Chauffard n'a tenu aucun compte du dédoublement de l'action du pus résorbé, de son action mécanique par son élément matériel, caillot, détritus, et de son élément toxique résultant de son altération chimique. Il ne tient compte non plus ni du mode d'évolution et de succession des accidents, ni des caractères que revet chaque complication générale ou locale de l'infection. Pour lui, la maladie est un acte général spontané, qui se réalise d'emblée sur tous les points de l'économie, sans préférence, sans prédominance et presque sans degrés. Causalité absolue et effet absolu : telle est en deux mots la doctrine de M. Chauffard.

Pour nous, les causes se rangent sous deux chefs : celles qui se rapportent au poison agissant chimiquement et mécaniquement, et celles qui se rapportent au creuset. Le poison, c'est l'ensemble de tous les éléments toxiques et mécaniques qui entrent dans la composition du sang altéré, et le creuset ce sont les vaisseaux, les nerfs et les organes où ces éléments seront déposés. Or, l'agent toxique, considéré comme réactif, n'est jamais simple et identique à lui-même ; et le creuset, qui est un creuset vivant, impressionnable, irritable, offre lui-même autant de variations dans son état que le poison dont il est le réceptacle. C'est là, si je ne me trompe, une double source d'accidents, que j'ai formulée dans le passage suivant de ma première communication, que je demande à l'Académie la permission de lui rappeler :

« Mais l'intervention de l'organisme, par ses apports et par sa
« spontanéité, est, suivant nous, d'une bien autre importance,
« importance pourtant à peu près méconnue jusqu'ici. C'est pour-
« quoi l'Académie me permettra de m'y arrêter quelques instants.

« Établissons d'abord un premier fait qui, sous les apparences
« d'une croyance populaire, consacre une vérité de la plus haute
« importance. On dit vulgairement qu'un homme est sain ou qu'il
« est malsain, pour exprimer que son sang est pur ou qu'il est
« entaché de principes morbides susceptibles de se révéler à un
« moment donné comme cause ou complication de maladie. Ce
« point de départ, d'une généralité banale, est pourtant celui que
« la science peut adopter pour se rendre compte, dans la discus-
« sion présente, d'une des sources les plus puissantes d'intoxi-
« cations purulentes composées. Par hérédité ou par acquisition,
« l'organisme peut se trouver en possession de cachexies, d'élé-
« ments morbides latents, propres à l'âge, au tempérament, à
« l'idiosyncrasie de l'individu. Ces éléments, qui s'accroissent de
« la rétention éventuelle des produits excrétés ou de la désassi-
« milation organique, sont autant de ferments que rencontrent
« les éléments du pus résorbé. Des combinaisons nouvelles résul-
« tent de cette rencontre. Ce n'est donc déjà plus le principe
« toxique d'apport, c'est un produit nouveau résultant de la mise
« en rapport des éléments introduits avec les éléments préexis-
« tants. Ce n'est pas tout. Que devient le sang ainsi modifié, ainsi
« contaminé? Il continue à servir de générateur au pus nouvelle-
« ment versé à la surface de la plaie ; si bien qu'à la dernière étape
« de cette pérégrination à travers l'organisme, le principe conta-
« minant de métamorphose en métamorphose, de génération en
« génération, arrive à se compliquer de tout ce qu'il a trouvé sur
« sa route et à servir, au terme de son parcours, de nouveau
« germe d'empoisonnement.

« Mais en même temps que l'organisme reçoit et recrute de
« nouveaux éléments de septicité, il les féconde et les accroît, et
« c'est en cela qu'il donne un puissant témoignage de sa sponta-
« néité. »

Cette spontanéité, que j'invoque à mon tour, ne doit plus être

confondue avec celle qui absorbe toute l'étiologie de M. Chauffard. Sous la même dénomination il y a un sens tout à fait différent. La spontanéité organique de notre collègue est un des trois
attributs du vitalisme : c'est une puissance occulte, mais autocrate,
qui règle toutes les opérations de l'économie, qui se suffit à elle-
même, qui considère les choses externes comme les plus simples
adjuvants qu'elle tient à distance. La spontanéité comme nous la
comprenons, c'est la continuité de l'exercice fonctionnel, suivant
un mécanisme variable et avec des résultats en rapport direct avec
la causalité extérieure ; de telle façon que celle-ci devient le régulateur de celle-là, et l'une et l'autre sont constamment associées
dans le travail fonctionnel et le produit de ce travail. C'est ainsi
qu'une respiration, une circulation, une digestion, une nutrition et
des sécrétions, s'exécutant avec un sang contaminé par l'infection
purulente, ne peuvent que féconder, multiplier et intensifier, si je
puis m'exprimer ainsi, par une sorte de récohobation, les principes toxiques de l'infection purulente. La spontanéité morbide
comme expression de l'étiologie expérimentale n'est donc que la
persistance de la fonctionalité pervertie, engendrant des produits
en rapport avec la nature et le degré de cette perversion ; c'est
ce que j'ai exprimé dès longtemps par l'aphorisme : *la fonction
fait l'organe.*

Passant de cette formule générale à des incidents plus vulgaires,
que d'éventualités pendant le traitement d'une blessure grave,
qui tiennent incessamment en échec la doctrine de la spontanéité
organique ! Tous les chirurgiens qui ont été appelés à donner
leurs soins aux blessés du siége de Paris savent de combien d'éléments étaient compliquées leurs blessures : des balles, des fragments de projectiles, des morceaux de chaussures et de vêtements, des débris de bois et surtout des esquilles sans nombre.
Or que de fois n'a-t-on pas vu chez un blessé en voie de guérison,
alors que la blessure principale touchait à la cicatrisation, que de

fois, dis-je, n'a-t-on pas vu se former des collections secondaires, provoquées par des débris imprégnés ou non de matières altérées! Leur présence. comme je l'ai déjà dit, était accusée par des symptômes d'une intoxication purulente commençante, de celle que j'ai appelée *premonitoire*. On ouvrait la collection : du pus fétide s'en écoulait, et les éléments généraux disparaissaient. Pour mon compte, j'ai observé plusieurs de ces cas ; l'évacuation du pus ayant été obtenue, l'application de l'appareil d'occlusion pneumatique supprimait d'emblée tout symptôme d'intoxication. Comment ces accidents spontanés imprévus et leur manifestation presque subite pourraient-ils se concilier avec cette spontanéité organique qui prépare de longue main son intervention, qui coordonne et régularise chacun de ses actes, qui les fait systématiquement converger vers un même but; comment cette cause pourrait-elle se concilier avec de tels effets? On pourrait multiplier et varier les exemples à l'infini. Le principal et le plus décisif est toujours cet abcès par congestion, qui reste longtemps paisible et dont l'ouverture directe provoque presque subitement le formidable ensemble d'accidents que l'on connaît, lequel cède, comme par enchantement, lorsque l'on parvient à boucher l'ouverture ou lorsque l'on place simplement le malade dans une position propre à empêcher un trop libre écoulement du pus.

Nous arrivons au dernier terme de la série, à la putridité et aux accidents qu'elle entraîne. Ici la doctrine de M. Chauffard a fait un pas rétrograde. Le croirait-on ? c'est au moment où la doctrine aurait le plus besoin de s'affirmer, c'est quand il a déclaré toute l'économie entraînée dans le tourbillon de la purulence, quand cette purulence a atteint le summum de son activité morbide, que la spontanéité organique l'abandonne. Il en est ainsi cependant. Voici, sous la forme d'une concession faite à notre collègue M. Gosselin, comment M. Chauffard s'est exprimé dans sa

réplique à notre collègue : « ne puis-je pourtant offrir à M. Gos-
« selin un terrain de conciliation?... Ce terrain serait celui de
« l'infection putride, bien distincte de la fièvre traumatique et de
« l'infection purulente, ce serait ensuite l'état des humeurs du
« pyohémique. Pour la première, et pour celle-là seulement,
« *j'admets nettement l'infection du sang.* » Et l'infection première
part sans doute de la plaie? Et pourquoi cette opposition arbitraire entre deux degrés ou deux modes si évidents de l'infection
purulente? Notre collègue n'en dit pas plus; c'est une concession,
voilà tout. Mais nous, nous sommes en droit de lui demander
autre chose; et, puisqu'il se tait, nous pouvons lui dire sur quoi
se fonde la doctrine de l'étiologie expérimentale pour considérer
comme un dernier terme de la série cette forme extrême de
l'empoisonnement purulent. C'est d'abord parce que le même pus,
exposé aux causes continues et prolongées d'altération, passe successivement par tous les degrés de la fermentation jusqu'à la putridité la plus accusée ; c'est que ce même pus injecté dans les
veines des animaux aux différentes phases de son altération produit successivement les accidents de la série morbide ; c'est qu'enfin on peut voir parfois chez le même blessé, et jusque dans la
même blessure, du pus tout à fait putride à côté d'un pus moins
altéré, ce qui arrive surtout dans les plaies profondes avec des anfractuosités inabordables aux injections détersives. C'est alors
qu'on voit surgir, après les premiers accidents de l'infection purulente, les vomissements subits, les frissons considérables,
l'anéantissement du malade et enfin la mort. L'infection putride
n'a donc pas le privilége d'être une exception comme le prétend
M. Chauffard. Notre théorie accepte d'abord la concession, mais
elle l'accepte comme l'expression ultime de l'action toxique du pus
altéré jusqu'à la putridité, et par conséquent comme une dernière
confirmation du mécanisme suivant lequel s'opère cette intoxication. Comme dernière preuve du bien fondé de cette manière de

voir, je ne puis renoncer à citer encore une fois ce qui se passe et ce que j'ai vu dans le développement de la fièvre puerpérale maligne épidémique. Chaque malade apporte successivement son contingent à l'aggravation de la maladie, c'est-à-dire un poison qu'elle reçoit et transmet. L'agent toxique arrive ainsi, par une sorte de recohobation, à travers les différents organismes, à un degré d'intensité telle, que les dernières victimes succombent en quelques heures. Est-ce que, dans ces cas extrêmes, dans les cas où les produits morbides ont atteint les derniers degrés de la putridité, on alléguera un nouveau mécanisme, un nouveau mode d'intoxication, un nouveau poison? Les effets sont proportionnés aux causes, et leur rapidité, leur intensité ne sauraient, en bonne logique, trouver leur raison ailleurs que dans un accroissement de leur virulence et de leur activité.

Cependant notre collègue M. Gosselin serait disposé à faire quelques réserves à l'endroit de cette théorie absolue de l'évolution des accidents causés par l'infection purulente ; il trouverait dans les blessures qui intéressent le système osseux une condition d'aggravation dont il ne se rend pas tout à fait compte, et il nous a fait l'honneur de nous demander notre avis. Déjà notre collègue M. Verneuil a donné quelques explications que, pour mon compte, je regarde comme très-fondées ; je crois pouvoir en soumettre quelques autres à M. Gosselin.

Les fractures comminutives des os présentent ordinairement des prolongements et des anfractuosités au fond desquels l'air se confine et s'altère plus facilement. Les liquides et le pus qui baignent ces anfractuosités sont eux-mêmes plus facilement altérés. Les lotions et injections détersives arrivent difficilement à les expulser des cellules qu'ils infiltrent, et cela surtout dans les os spongieux ; enfin la pression atmosphérique, comme agent d'absorption, exerce d'autant plus facilement son action que les surfaces sont plus étendues et plus vasculaires dans un périmètre donné. Il y a donc là une réunion complète des conditions qui favorisent l'altération des liquides, leur stagnation et leur pénétration dans l'organisme. Ce ne sont pas là, comme on le voit, des conditions inhérentes à la composition et à l'organisation du tissu osseux, mais simplement aux dispositions mécaniques de la blessure. Je n'examine pas jusqu'à quel point la phlébite osseuse, l'ostéomyélite peuvent avoir leur part dans la gravité spéciale des fractures compliquées ; la discussion de ce point me conduirait trop loin. Je sais que M. Gosselin allègue surtout les accidents qui suivent les amputations ; dans cette catégorie, les extrémités osseuses sectionnées ne présentent pas les conditions mécaniques dont je viens de parler ; les surfaces de section n'offrent rien de pareil. Mais je répondrai que j'ai vu bon nombre d'amputations suivies de mort, dans lesquelles l'extrémité de l'os n'offrait aucune trace d'ostéomyélite et où la mort n'avait pu être attribuée à des accidents d'infection purulente. J'ai pu constater moi-même trois cas de ce genre chez des amputés de la cuisse, opérés avec la plus grande dextérité. Ce qui me porte à exonérer les blessures du tissu osseux de la gravité exceptionnelle que M. Gosselin leur attribue, en tant qu'intéressant le tissu, c'est que, lorsque ces blessures ont lieu sous la peau, sans communication avec l'air, elles guérissent aussi facilement et peut-être plus facilement que les solutions de continuité des autres tissus.

Mais revenons à l'*infection* purulente, dont je conserverai volontiers l'appellation pour exprimer le dernier terme de l'intoxication purulente, la généralisation de cette intoxication. A ce dernier terme, que M. Chauffard désigne sous le nom de pyohémie *maligne*, par opposition à son premier, que notre collègue appelle la pyohémie *commune*, la maladie deviendrait spécifique. Ce point ayant une certaine importance pour la pathogénie de l'infection purulente et même pour la pathologie générale, je reproduis le texte de notre collègue :

« J'ai dit de la pyohémie maligne qu'elle était spécifique. Et
« en effet, Messieurs, lorsque la maladie s'élève à ce degré de
« formation et de puissance qu'elle entraîne à elle et s'assimile
« pleinement la vie, cette maladie est diathésique s'il s'agit
« d'états chroniques, ou spécifique, s'il s'agit de maladie viru-
« lente ou aiguë. La pyohémie maligne, qui rentre dans ce der-
« nier ordre de maladies aiguës complètes, est de soi spécifique
« et infectieuse. Tout l'organisme est acquis au pus, toutes ses
« fonctions sont pyogéniques, tous ses produits, exhalés ou non,
« sont spécifiques, sollicitent à la purulence maligne l'organisme
« sain qui les absorbe. La contagion, par exhalation ou absorp-
« tion miasmatiques, ne s'explique pas dans les théories septicé-
« miques importées d'Allemagne; il faut ici un empoisonnement
« direct par poussées et doses successives à travers la plaie; la
« pyohémie maligne, telle que nous la concevons, aboutit au con-
« traire et naturellement à la spécificité. Il n'est pas nécessaire
« pour cela de la supposer née de causes spécifiques, d'une con-
« tagion préalable ; nous avons démontré, dans notre livre *Sur*
« *la spontanéité et la spécificité morbides*, que la spécificité —
« contrairement aux opinions reçues — avait son caractère es-
« sentiel, non dans l'intervention d'une cause spécifique comme
« cause productrice de la maladie, mais dans la génération de
« produits spécifiques par la maladie, que celle-ci soit née de
« causes communes ou de causes spécifiques. »

J'ai déjà eu à m'expliquer sur les deux questions soule-
vées dans ce passage de l'argumentation de M. Chauffard : je
veux parler de la spécificité de la pyohémie à sa période extrême, et de la génération de produits spécifiques sans l'intervention d'une cause spécifique, et sous l'influence de causes communes.

A l'égard de la spécificité de la pyohémie, même maligne, je
la considère comme une méprise. J'ai exposé, dans la discussion

sur la tuberculose, par quel mécanisme, sous quelles influences et avec quel caractère, les produits de la pyohémie tuberculeuse prennent l'apparence de la spécificité. Dans la première période de la tuberculose, les tubercules à l'état cru, non encore ulcérés, restent dans la condition de tubercules sous-cutanés, *non exposés*. Jusqu'alors les accidents sont presque nuls ; mais, dès que l'ulcération les découvre, les *expose*, ils se délayent dans la suppuration des cavernes, ils donnent naissance à un produit composé qui s'altère, se putréfie, et pénètre facilement dans les profondeurs de l'organisme. Les émanations qui s'en échappent ont acquis un degré de virulence qui se condense dans leurs moindres parcelles. C'est à ce produit qu'on a attribué les propriétés de la spécificité et de la contagiosité. Pour moi, je l'ai dit alors, il n'y a là qu'un produit putride, virulent, l'analogue du pus des extrémités articulaires en proie à des ulcérations tuberculeuses graves. Or on n'a jamais songé à considérer ces dernières affections comme spécifiques ou contagieuses, bien qu'une parcelle du pus qu'elles sécrètent soit susceptible de produire les accidents d'une piqûre anatomique. Eh bien ! ce qui se passe dans la phthisie tuberculeuse ulcérée, dans les suppurations tuberculeuses des extrémités articulaires se reproduit dans la pyohémie maligne. Ici comme là le pus est devenu d'une virulence extrême : transmis par inoculation, il est susceptible d'infecter l'économie. Mais c'est par une infection et non par contagion qu'il l'infecte ; et les accidents qu'il y détermine n'ont en aucune façon ni la forme ni le caractère d'une maladie spécifique.

Quant à la génération spontanée d'un produit spécifique sous l'influence de causes communes, je l'avais signalée dans la *discussion sur la morve*, et j'en avais donné la théorie. C'est pourquoi j'aurais été heureux que M. Chauffard me fît l'honneur d'en tenir compte dans son ouvrage sur la *spontanéité* et la *spécificité*, puisqu'il considère cette conception comme nouvelle et en opposition avec les idées reçues (1). Mais cette communauté de vues entre notre collègue et nous cesse lorsqu'il croit trouver, dans la prétendue spécificité et contagiosité acquises de la pyohémie, l'analogue de ce qui se passe dans la morve et autres maladies du même genre.

§ IX.

J'arrive à l'application pratique des deux doctrines : c'est dire que les différences et les oppositions vont s'accentuer. Mais avant de les signaler, disons deux mots des conditions pathologiques devant lesquelles elles vont se trouver.

Au début de son argumentation, M. Chauffard n'avait fait de sa pyohémie qu'une espèce morbide, nettement accusée, toujours une, et aussi caractérisée par sa terminaison toujours fatale, que par ses formes toujours univoques. Cependant je dois, comme rigoureuse expression de la vérité, reconnaître que plus tard dans le cours de son argumentation, et surtout à la fin, notre collègue a admis deux formes, comme deux degrés de pyohémie, la pyohémie *commune* et la pyohémie *maligne*. C'est un pas dans la voie de la nosologie clinique; mais ce n'est qu'un pas, et j'ai ajouté que c'est un faux pas. Voyons, en effet, ce qu'en tire la doctrine de notre collègue comme renseignement diagnostic, et comme indication thérapeutique. Je le laisse parler.

« La stupeur typhique et le délire succèdent bientôt aux pre-
« miers symptômes de la pyohémie maligne, et la mort termine
« fatalement une vie dont toutes les fonctions convergent à la
« pyogénie. *Le pronostic est donc funeste sans réserve; quand la*
« *pyohémie* guérit, *c'est qu'elle n'est ni maligne ni spécifique.* Sans
« faire de cercle vicieux, et en s'en rapportant à l'observation cli-

---

(1) Voir notre dernière réponse à cette prétention, p. 122 de cette étude.

« nique qui marche si bien de concert avec les données vraies
« de la pathogénie, on arrive à cette conclusion ; celle-ci d'ail-
« leurs n'a rien de décourageant pour l'art, car, jusqu'à la dé-
« faite, il y a parfois à espérer que l'on a affaire à la pyohémie
« commune non maligne, et dès lors l'art doit tendre à main-
« tenir et à préserver cet état, où la maladie est curable. » (Bull.,
p. 509.)

Ainsi, Messieurs, la doctrine de M. Chauffard attend la mort ou
la guérison du malade pour savoir si la pyohémie était maligne
ou bénigne; et, tant qu'il ne meurt pas, il y a lieu d'espérer qu'il
ne mourra pas. Avouons qu'une telle alternative n'a rien de bien
satisfaisant pour la science et pour le malade. Eh bien ! ce bénéfice, cette lumière de l'éventualité, la doctrine de M. Chauffard
ne la conserve même pas. Écoutez plutôt ce qu'il ajoute : « La
pyohémie commune n'est pas toujours exempte de dangers,
quoique le pronostic soit généralement favorable; il est des cas
où la mort survient ; mais sa gravité est alors due, non au caractère propre de la maladie, mais à l'abondance de la suppuration. » (Bull., p. 507.) Mais qu'en sait notre collègue, puisque la
bénignité et la malignité ne se décident que d'après l'issue heu-
reuse ou malheureuse de la maladie ? Ainsi, Messieurs, voici une
doctrine qui ne diagnostique et ne pronostique la gravité des cas
que par leur terminaison et après leur terminaison, mais en conservant jusqu'au bout l'espoir que le malade, qui n'est pas mort,
pourra ne pas mourir.

Est-il nécessaire d'insister pour montrer que la doctrine étiologique n'est pas réduite à de tels expédients ? Pour elle, la pyohémie a des degrés et des formes correspondantes à ces degrés;
pour elle le pronostic ne se tire pas de l'éventualité posthume,
mais des causes, du mécanisme, de la marche de l'intoxication.

Arrivons au dernier terme de notre comparaison, à la prophylaxie et à la thérapeutique des deux doctrines. Voyons celle de la

spontanéité organique. « L'étiologie contient la prophylaxie (je
« suis parfaitement de cet avis) et, croyons-nous, la meilleure
« part de la thérapeutique. Appuyée sur elle, nous ne croyons
« pas que l'on accuse justement notre doctrine de conduire à
« l'inaction et au fatalisme thérapeutique. Il n'est pas un prétexte
« utile auquel elle n'invite ; soit qu'il s'agisse de l'hygiène géné-
« rale du blessé dont elle fait valoir la haute importance, soit
« qu'il s'agisse des soins à donner à la plaie locale, plaie dont il
« faut chercher par-dessus tout le bien-être, parce que le bien
« ou le mal-être de la partie viennent le bien ou le mal-être du
« tout. »

Des soins hygiéniques au blessé, et du bien-être à la blessure,
c'est-à-dire, sans doute, bon air, bonne nourriture et bon lit pour
le blessé ; et pour la partie blessée, qu'elle soit bien dorlotée,
qu'elle repose mollement sur un bon coussinet ; voilà toute la
thérapeutique de notre collègue. Ces conseils sont excellents ;
ils sont même, comme il le dit, l'expression parfaite de son étiologie. Mais ne comprend-on pas aussi, par cette thérapeutique,
l'incertitude du pronostic et la fatalité terminale dont notre collègue a fait un caractère nosologique de la pyohémie.

Tandis que la doctrine de la spontanéité morbide se croise les
bras, attendant pour se prononcer que le malade meure ou gué-
risse, notre doctrine agit. Elle satisfait à toutes les indications
fournies par une étiologie moins idéale et plus réelle.

Elle prévient la suppuration par la méthode sous-cutanée ;

Elle prévient l'altération du pus par les désinfectants, par le
drainage et l'occlusion pneumatique ;

Elle empêche le pus altéré d'entrer dans l'économie, par la
cautérisation, par des injections coagulantes, par l'écrasement
linéaire ; surtout, par l'aspiration continue de l'occlusion pneumatique, elle lui en ferme les portes.

Et lorsque, malgré ces moyens, le pus contaminé est entré

dans l'organisme, et a réalisé l'intoxication purulente, la doctrine étiologique s'efforce de l'en expulser ou de neutraliser ses effets, soit en agissant directement sur le poison, soit en agissant sur l'organisme. Mais, j'en ai la confiance, il lui sera possible désormais de ne pas laisser le mal en arriver là.

§ X.

Telles sont, Messieurs, les différences et les oppositions que j'avais à signaler entre la manière de voir de M. Chauffard et la mienne. Vous l'avez compris, toutes ces différences, toutes ces oppositions de détail se résument dans une opposition de doctrine. Il y a donc lieu de choisir entre l'une et l'autre de celles que je viens de discuter. Pour moi, le choix ne saurait être douteux : nous adoptons, et nous avons adopté dès longtemps, la doctrine de *l'étiologie inductive et expérimentale.* Cette déclaration, au dire d'un de nos collègues, aurait excité une surprise générale, et il s'est demandé quel a été notre chemin de Damas. En donnant satisfaction à M. Latour, j'écarterai de mes idées une prévention qui ne manque jamais de diminuer la valeur d'un progrès, lorsque ce progrès se présente sous la forme d'un changement d'idées ou de principes. Eh bien ! je dois dire d'emblée que, ce que M. Latour, et les personnes qui ont partagé sa surprise, ont pris pour un abandon des doctrines que j'avais professées pendant trente ans, n'est ni un abandon ni un changement, mais un développement et un progrès dans mes idées : je n'ai donc pas changé, je n'ai fait que progresser. En effet, lorsque je suis entré dans la carrière militante de la médecine, j'ai arboré le drapeau de l'éclectisme. Sous ce drapeau j'ai un instant rêvé la reconstitution de notre science à l'aide d'un triage de toutes les vérités traditionnelles, au moyen de l'induction et de la méthode expérimentale. Muni de ces deux instruments, j'avais cru possible la continuation de l'œuvre des naturalistes médecins, la constitution et la classification des maladies considérées comme des espèces. Mais je me suis vite aperçu que les maladies, incessamment mobiles et variables, tiennent cette mobilité et cette variabilité de l'instabilité des causes qui les produisent et les compliquent. Dès lors je me suis attaché à la recherche et à la détermination de ces causes. J'ai été merveilleusement servi dans cette entreprise par mes études et mes recherches sur les difformités du corps humain. Là tout est fixe, tout est matériel, tout est appréciable à nos sens; là les causes se traduisent par des changements de direction, de dimension, de consistance, de rapports, où l'on voit dans toute son évidence l'action d'un appareil étiologique d'un autre ordre que la spontanéité vivante, mais marchant de pair avec elle. Dès lors, je me suis efforcé de régler la part des causes extérieures, des *veræ causæ* de Newton, et celle de l'organisme vivant proprement dit; c'est ainsi que j'ai placé en tête de mon ouvrage pour le grand prix de chirurgie de l'Académie des sciences l'épigraphe suivante :

« La science des difformités, placée par la nature de ses faits « entre la physique et la médecine, est destinée à nouer ces deux « sciences à l'aide de la méthode expérimentale. »

C'était en 1835.

C'est sous l'inspiration de cette pensée, et, à la lumière de ce principe, que j'ai exécuté tous mes travaux; et c'est sous la même inspiration que j'ai cherché dans la question qui nous occupe à rendre sa prépondérance à la doctrine de l'étiologie positive, et à la substituer à la doctrine exclusive de la spontanéité organique (1).

---

(1) A l'époque où j'ai annoncé aux lecteurs de la Gazette médicale la transmission de la rédaction en chef du journal entre les mains de mon successeur, je leur ai rappelé, en quelques mots, les différentes phases de l'opinion qui avait présidé a ma rédaction. On retrouvera dans cet exposé, avec tous les

Est-ce à dire que je veuille rompre à tout jamais avec cette doctrine dont notre collègue, M. Chauffard, a fait une si fâcheuse ap-

---

développements qu'elle comporte, la progression de mes idées. Je n'en détache que quelques lignes, qui montreront l'accord parfait entre ce que je disais et ce que je dis aujourd'hui.

« A mesure que l'expérience et la méthode ramenaient ainsi la médecine à
« une constatation plus complète des faits, à leurs lois d'évolution et de suc-
« cession, la GAZETTE MÉDICALE, n'ayant d'autre prétention que de s'inspirer
« de l'esprit de progrès qui se réveillait autour d'elle et d'en être l'interprète,
« conçut l'idée de faire un pas de plus dans la voie de reconstitution de la
« pathologie. Elle crut qu'à la faveur d'une observation plus précise, réalisant
« une formule plus complète des maladies, tenant mieux compte du mode
« d'apparition des symptômes, de leur succession, de leur marche, de leur
« terminaison, il serait possible de les considérer comme des ensembles plus
« déterminables, plus fixes, et de les soumettre, à l'exemple des végétaux et
« des animaux, à une classification méthodique. C'était en 1833. On retrou-
« vera, en tête du pemier numéro de cette année, le programme détaillé et rai-
« sonné de ce projet de restauration d'une NOSOLOGIE NATURELLE des maladies.
« Ce rêve de beaucoup de grands esprits était au moins une aspiration vers un
« nouveau progrès. C'était un rapprochement nouvellement motivé entre les
« sciences constituées dites sciences naturelles, soumises à la vraie méthode, et
« la médecine, ballottée jusque-là entre l'empirisme et les systèmes. Mais on n'a
« aucune raison de le méconnaître, cette tentative n'a pas eu de suite parce
« qu'elle ne pouvait pas en avoir; elle a marqué néanmoins comme un ache-
« minement à la transformation définitive de la GAZETTE MÉDICALE, c'est-
« à-dire, si nous ne nous trompons, à la conception de la vraie médecine
« scientifique. L'importance de ce point de vue, et nous osons le dire, l'im-
« portance de ce progrès dans les idées d'un journal qui est resté quarante ans
« l'expression d'une seule et même pensée, mérite peut-être qu'on s'y arrête
« quelques instants.
« L'histoire des plantes et des animaux est restée longtemps purement gra-
« phique. La lutte entre Cuvier et Geoffroy Saint-Hilaire a été le point de
« départ d'une révolution qu'on peut définir par ces mots : la substitution de
« l'histoire étiologique des êtres organisés à leur histoire morphologique. Con-
« stater ce qui est et la forme de ce qui est, était le dernier mot de l'une ;
« rechercher le comment et le pourquoi de ce qui est, est le premier mot de
« l'autre. L'application de la première méthode à la médecine, indépendamment
« des difficultés, si ce n'est des impossibilités résultant de l'instabilité et de la
« variabilité infinie des symptômes, ne pouvait conduire qu'à des constata-
« tions stériles et inexactes. Pour l'observateur empirique bon nombre de
« symptômes se ressemblent ; et il est rare que l'évolution des maladies soit
« assez complète pour qu'elles apparaissent revêtues de tous leurs caractères.
« La seconde méthode, au contraire, celle qui se préoccupe du comment et

plication ? Nullement, Messieurs ; les traditions des écoles vitalistes dont je me suis fait longtemps le défenseur contre un
système étroit et dangereux ne doivent pas être abandonnées en
tout et pour tout au profit des doctrines modernes de la science
positive. La vie sera toujours la vie, et le système organique qui
la réalise, ou qu'elle réalise, tiendra toujours une grande place
comme source étiologique dans l'étude des phénomènes qui s'y
rapportent. Mais, c'est à la condition que ces phénomènes ne seront plus considérés comme l'expression d'un antagonisme et
comme une barrière infranchissable entre les manifestations et
les lois de la nature générale et les manifestations et les lois de
l'organisme humain. Nous sommes heureux d'ailleurs de le reconnaître, l'esprit et la méthode dont les doctrines vitalistes ont
marqué tous leurs travaux, ont grandi les horizons de la science :
ils l'ont habituée à voir plus haut et plus loin. C'est à ces doctrines surtout que l'on doit d'avoir triomphé de cet organicisme
étroit qui a subjugué trop longtemps les esprits.

Mais pour que les vues élevées et profondes du vitalisme continuent à être utiles, il faut qu'il se résigne à laisser la science positive travailler à la découverte des intermédiaires cachés qui
relient l'organisme vivant avec la nature générale; il faut que
dans l'étude des maladies il fasse une part égale entre l'étiologie
extérieure et l'étiologie intérieure; il faut, en outre, qu'il se dé-
fasse de cette phraséologie brillante, mais qui répugne à la simplicité du sujet. *Res ornari ipsa negat,* a dit Quintilien en parlant

---

« du pourquoi des formes, c'est-à-dire de leurs causes, remet chaque chose à
« sa place, assiste à leur début, les suit dans leur évolution, dans leurs carac-
« tères, et devine ces derniers quand ils font défaut; en un mot, elle comprend
« les effets par leurs facteurs et déduit le facteur de ces effets. Cette vue, on
« demande la permission de le rappeler, est née de l'étude d'un ordre de faits
« qui, par leur fixité et leur matérialité, se prêtaient merveilleusement à une
« application de la méthode étiologique. Est-il besoin de rappeler qu'il s'agit
des difformités du système osseux ? » (Gazette méd., 1867, p. 409-411.)

de la science. La simplicité et la clarté scientifiques n'excluent ni la distinction ni l'élégance du langage.

A ces conditions, mais à ces conditions seulement, la conciliation est possible entre les doctrines du vitalisme et la doctrine de l'étiologie positive, de l'étiologie inductive et expérimentale. Pour mon compte, je serai heureux d'être des premiers à tendre la main à cette conciliation, qui maintiendrait en parfait accord mon présent avec mon passé (1).

______

(1) Ce vœu n'a pas été exaucé. Notre collègue jugeant le caractère de cette discussion par le déplaisir qu'elle lui a causé, l'a qualifiée de discussion *personnelle*. Inutile de nous défendre devant le lecteur de cette qualification.

PARIS. — IMPRIMERIE ARNOUS DE RIVIÈRE, RUE RACINE, 26.

www.ingramcontent.com/pod-product-compliance
Ingram Content Group UK Ltd.
Pitfield, Milton Keynes, MK11 3LW, UK
UKHW021930070726
13614UKWH00001B/358